U0336470

自我成长的思维导图

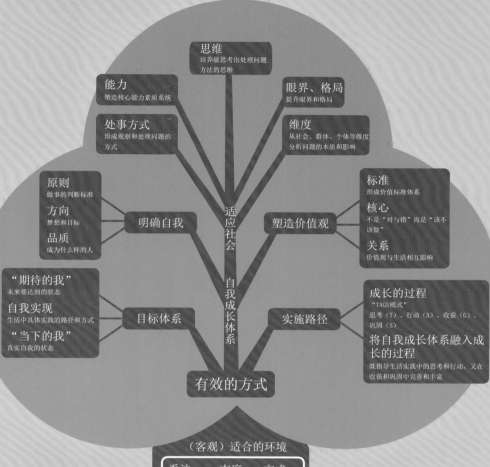

思维
培养能思考出处理问题方法的思维

能力
塑造核心能力素质系统

眼界、格局
提升眼界和格局

处事方式
形成观察和处理问题的方式

维度
从社会、群体、个体等维度分析问题的本质和影响

原则
做事的判断标准

方向
梦想和目标

品质
成为什么样的人

明确自我

适应社会

塑造价值观

标准
形成价值标准体系

核心
不是"对与错"而是"该不该做"

关系
价值观与生活相互影响

"期待的我"
未来要达到的状态

自我实现
生活中具体实践的路径和方式

"当下的我"
真实自我的状态

目标体系

自我成长体系

实施路径

成长的过程
"TAGS模式"
思考（T）、行动（A）、收获（G）、巩固（S）

将自我成长体系融入成长的过程
既指导生活实践中的思考和行动，又在收获和巩固中完善和丰富

有效的方式

（客观）适合的环境

看法
个性化成长环境的"集合"

态度
积极主动地寻找和创造

方式
适合则留不适合则弃

自我成长之"树"

（主观）成长的渴望

动力
对行为有驱动

期待
清楚要成长为什么样

意识
知道差距想要成长

真实的需求

主观
自己想要的

客观
不同成长阶段必须和必需的

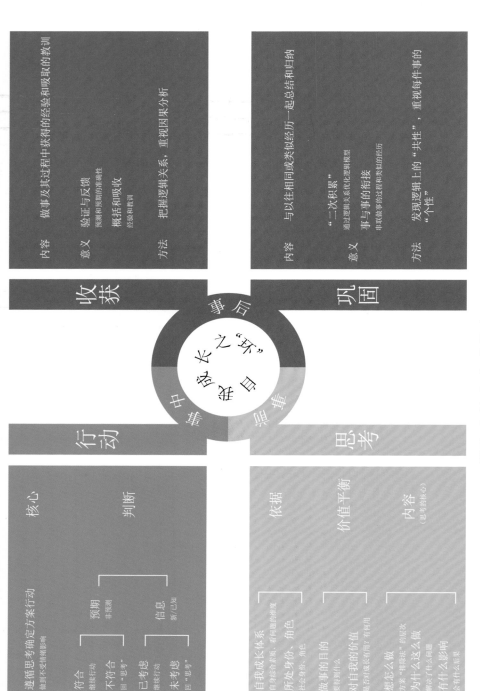

做事中的自我成长之"环"

跃升：如何高效自我成长

刘森 编著

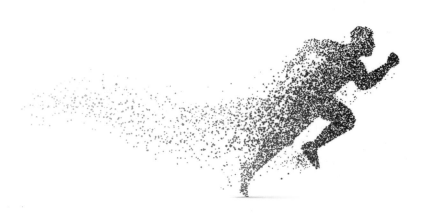

中国科学技术出版社

·北 京·

图书在版编目（CIP）数据

跃升：如何高效自我成长 / 刘森编著 . -- 北京：
中国科学技术出版社，2020.5
ISBN 978-7-5046-8631-2

Ⅰ . ①跃… Ⅱ . ①刘… Ⅲ . ①心理健康 – 普及读物
Ⅳ . ① R395.6–49

中国版本图书馆 CIP 数据核字（2020）第 054769 号

总 策 划	秦德继　顾　斌
策划编辑	田　睿
责任编辑	陈　洁
封面设计	赵　亮
正文设计	英展科技
责任校对	邓雪梅
责任印制	李晓霖

出　　版	中国科学技术出版社
发　　行	中国科学技术出版社有限公司发行部
地　　址	北京市海淀区中关村南大街 16 号
邮　　编	100081
发行电话	010–62173865
传　　真	010–62173081
网　　址	http://www.cspbooks.com.cn

开　　本	880 mm × 1230 mm　　1/32
字　　数	176 千字
印　　张	8
版　　次	2020 年 5 月第 1 版
印　　次	2020 年 5 月第 1 次印刷
印　　刷	北京盛通印刷股份有限公司
书　　号	ISBN 978-7-5046-8631-2/R · 2526
定　　价	59.00 元

（凡购买本社图书，如有缺页、倒页、脱页者，本社发行部负责调换）

推荐序一 在快速变化的时代中重塑自我

当你按下一台机器的暂停键时，它就停止运转了。但是，当一个人给自己暂停一下的时候，他就重新开始了。你开始反思，你开始重新思考你的假设前提，你开始以一种新的角度重新设想什么事是可能做到的，而且，最重要的是，你开始与你内心深处最坚定的信仰重新建立联系。而一旦你开始做这些事了，你就可以开始重新设想一条更好的道路。

——托马斯·弗里德曼，摘自《谢谢你迟到：以慢制胜，破题未来格局》

2020年初春，一场突如其来的疫情为全国人民按下了暂停键，提供了宝贵的机会，让我们可以去思考未来应该怎么走。

和奕辰2014年相识于益微青年的公益活动中，我们因为青年成长的共同关注话题而有了一些交流。他立志以成就他人作为自己的事业方向，并为此不断思考、践行，已有10年之久。本书几易其稿，迭代完善，正是他所思所行的精华提炼。

与一般的自我成长类书籍作者不同，奕辰具有宽阔的视野。他把个人的成长放到社会中去观察和思考。关于社会进步的阶段图示让人眼前一亮，阐明了个人与社会之间的关系。个人的成长只有放到社会中去，才有目的和价值。人不为一时的悲欣所惑，才能找到真正的意义。贫富差距加大的世界里，许多人因强烈的（相对）被剥夺感而心生不满，最终层层加码，导致社会割裂，成为难以疗愈的时代伤痕。根本原因之一，在于社会中的许多个体没有跟上社会本身进步的节奏。

"有效的自我成长方式一定是整体规划，以构建完整的自我成长体系为核心，将生活中的问题放到自我成长体系中观察，找到需要提升的方面并迅速提高"。我很认同本书中的这个论断。

本书提供了一个顶层设计的参考蓝图，给读者的是一份地图，或者说是一本手册，这并不是要按图索骥，而是给出了路标和提示，探索（即成长）的乐趣仍然在于读者。要不要拿上地图和手册，则是自己的决定。

自我成长是人的内在需求，不生长就将衰朽腐化。衰老难免，但是适当的锻炼可以更长久地保持良好的状态。

TAGS[Think（思考），Act（行动），Gain（收获），Strengthen（巩固）]模式是成长的方法论，即以解决问题为导向，在做事中成长。

TAG 的英文也是标签的意思，放在这里就有了另一层含义，我们在做事中不断丰富自己的标签，让自己从内到外可以更多元化，在不同的身份中穿梭、加"斜杠"，不断做事、成事，不断与精彩的生活不期而遇，又相得益彰。

我非常赞同奕辰对于教育本质的反思。学校的教育这么多年来一直都是以教育者（教师，学校）为主体，对于工业化时代，这种方式快速有效，但是对于科学技术突飞猛进的今天而言，这种方式已经不合时宜。受教育者应该回到学习的主体和本位上来，在这个快速变化的时代成为高段位的自学者，主动出击、自我教育，拒绝漫无目的、泛泛而学，洞悉世界运行之规律，从成长的需求出发，从生活的角度出发，发现有价值的问题，提供最好的解决方案，这才是最重要的事情。在这个过程中，受教育者成为某一领域的专家和高手，并终身不辍，真正做到精通（Mastery）的境地，实现迭代跃升。

正如何帆于托马斯·弗里德曼的《谢谢你迟到》一书导读中所写："未来的时代是属于终身学习者和跨界高手的，未来的领导岗位是给那些能够整合全球团队、打通科技与人文、有远见、有洞察力和感召力的'新人类'的。"

世界在飞速演变，新思想、新技术给世界的进化带来了新的动力，整个社会处在一个范式变革的阶段。我们都需要借助外脑看清世界进化的脉络和动力转换的机制，找准动力源头所在。时代要求我们以未来视角看清未来，如此才能在已经到来的未来中稳步前行。这其中我们自己的努力仍然是最重要的，掌握自我成长的顶层设计思路，具备相应的行动策略，有可靠的工具箱，采取坚定不移的行动，不断试错、改进，那就可以重塑自我，迎接更好的未来。

　　未来可行而至。思想是我们改造世界的最强武器。祝福所有的读者，都能成为思行合一之人。

李玉生

Renew 新生活创始人

鑫次元科技总经理

益微青年理事

推荐序二 缘于成长

认识奕辰有几年时间了，其间我们有过不远千里的促膝长谈，但因距离问题，更多的是在网络互动中彼此学习成长。

记得初识他是在 2015 年的一次公益论坛上，他作为大学生的公益导师出现，而我是以乡村小学校长的身份出现。从那次遇见开始，我们就持续不断碰撞着对生命的理解、对成长的关注。在 2018 年时，我就收到了本书的初稿，他当时让我帮着找找问题、提提建议。说实话，作为一名乡村教育工作者，在面对"自我成长"这个大命题时，我也会感到有压力，尤其是看到奕辰多年的研究成果和具有启发性的思考后，更是觉得找问题、提建议的压力很大，但想到我们彼此之间的真诚和触及心灵的交流，我便没有拒绝，结合自己的经验提出了一些自己的思考，同时也开始深入地思考"自我成长"的问题。因为我认为，认可就是最大的信任，信任就是彼此间最大的成长。

本书是自我成长的精神励志，也是自我成长的工具导航。正如奕辰本人的思考，他说："我相信本书对于那些渴望追求更好的生活状态、渴望获得更好发展的主动成长者来讲是一个机会，你将在阅读本书的过程中对自我成长获得更多新的思考和体会，也将发现遵循'期待的我'的指引，在自我成长体系的指导下生活，能够给你带来多么巨大的改变。"我相信，当读者走进其中时，便会明白。

我们来到世界是为了生命的生存和审美。生命需要不断地掌握事物发展的规律，然后更好地认识世界，拥有世界更多的美好，拥有生活更高的质地。但是我们看到，为何每个人的生命差异又是如此巨大呢？是命？是运？都不是，至少这是我的感觉。我认为，生活的美好源于你奋斗的双手，世间的精彩源于你灵动的双眸，幸福的自己源于自我清晰的认识，而这一切都需要在自我成长中完成，都需要在不断地自我成长中去完美。

人生一世，草木一春，来如风雨，去似微尘。每个人都是如此开始和结局，但过程之变，又是何等的美好与艰辛，吃喝拉撒、言谈举止、待人接物、居官从政、捕鱼耕田……都有着各自的万般遇见、无数历程。而我们在此过程中不能放弃和追求的就是各自的成长，它有他人矫正的呵护期，它有自知自明的成熟期。本书就是他人的矫正呵护，就是自我的自知自明。

世界更美，时代多元。我们如何更好地对接、融入这一切，源于自己的不断认识、不断发现、不断成长。愿有缘者携手本书，携手我们的彼此遇见，找到属于自己的人生坐标，找到属于自己的生命美丽，找到属于自己的理想追求。

石鹏程

乡村教育家、诗人

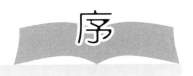

序

"为什么他就不能理解我，我为他付出了那么多，他却总是按照自己的意思去做？"

"为什么我那么努力工作，领导还是处处针对我，升职加薪的却总是围着他转的那几个？"

"为什么会感觉只有我的生活特别不顺、特别艰难，而身边朋友的生活都是美好、幸福的？"

……

这些是我在进行心理咨询过程中经常被问到的问题。这些前来咨询的人，无论多大年纪，是什么身份，从事什么样的职业，都会被工作、家庭、爱情、子女教育等方面之中的一个或几个具体问题造成的压力所困扰，当他们无法有效应对和平衡这些压力时，原本平静的生活就会逐渐陷入这些压力中，日积月累就导致他们的心理出现了不健康的状态。

每次听到他们向我讲述着各自认为不同的遭遇和经历、诉说着内心的委屈和不满时，我都能从这些故事中感受到他们在抱怨生活的不公平。

在开始面对问题时，他们都曾尝试过用自己的方法去解决问题，但当这些方法没有效果时，他们就慢慢放弃了努力，转而去看他人如何应对，开始与他人的生活进行比较。在与我的交流中，他们经常会提到在这种情况下"××怎么样""××又怎么样"，借此来证明不是自己不努力，而是生活不公平。

但如果继续追问他们，有没有想过为什么这种情况下别人可以而自己却不行时，他们普遍会思考一下，然后带着愤怒的情绪将问题归咎于他人或环境因素，要么是"运气不好"，要么是"××不配合"等，原因各式各样，却很少有人会去反思自己应对的方式。这时的他们仿佛处在一种"真理审判"的角度，忘记了自己最初的目的是解决问题，而过分纠结于"为什么别人可以，自己却不行"的"新"问题中。

对于这类咨询者，要改善他们心理的不健康状态，最重要的前提是要让他们摆脱内心的"纠结"，回归到问题本身，这需要通过倾听让他们逐渐放松下来，然后通过问题引导帮助他们正确地找到压力源。而改善他们不健康心理状态的核心则是要让他们回归自己，要通过积极关注与引导，让他们从自己的身上找到解决问题的突破口，通过改变自己、让自己成长来面对和克服压力源，从而让生活重新回归平衡、回归到正常的轨道上。

其实，心理不健康的问题大多来自个体对生活变化的不适应。每个人的生活都不是一成不变的，或大或小都会发生变化，当我们对待生活的变化力不从心时，内心的恐惧让我们主观上想要逃避，而现实的压力客观上却要求我们必须面对，这就导致了产生不适感，如果这种不适感不能尽快克服，时间久了就会造成心理不健康的状态。

回想自己的生活，大家都曾感受过这种不适感的存在，但大多数时候我们的不适感持续时间都很短，没有长久到需要寻求心理咨询师干预的程度。如果仔细思考这种不适感是如何消失的，我们就会发现带来不适感的生活变化消失不见的情况是极少的，更多的时候是我们通过自身的努力克服了问题、适应了这种变化。

在心理咨询中，心理咨询师并不能让产生不适感的变化消失，而是通过帮助受助者"找到适应变化的办法"来改善其心理不健康的状态。心理咨询师是通过运用心理学的方法和技巧，引导和鼓励受助者自我成长，调整心态、面对问题，感受自己的变化和自身努力所带来的积极作用，让受助者逐步回归自己正常的生活。所以，在做心理咨询的经历中，我逐渐意识到了促进受助者自我成长的重要作用，也就加强了这方面的学习和研究。

随着研究的深入和一些成果的运用，更好地帮助到受助者改善了不健康心理状态，让我更加清晰地认识到生活本身也是我们的成长之路，我们可以通过更高效的自我成长来掌控生活的主动权。

在谈及自我成长之前，需要首先理解每个人在生活中的成长状态，我从广义的角度上将成长划分为被动成长和主动成长。

所谓的被动成长，就是指在生活中，我们随着年龄和经历的增长而必然获得经验与技能的过程。这种成长与我们自身的主观意愿无关，只要经历过就必然会有收获，是每个人都具备的。我们可以将被动成长理解为一棵树自然生长但未经修剪的状态。

而主动成长则是指自己有成长的意愿，愿意为促进成长而主动付出和舍弃的过程。这种成长是我们自己有主观想要成长的意愿，包括有明确的需求和目标，或者需求和目标暂不明确但又不想无所事事，愿意主动做些什么来促进自己成长的情形。主动成长并不是所有人都具备的。我们可以将主动成长理解为一棵树经过修剪茁壮成长的状态。对于那些有主观成长意愿，因为不知如何着手而根本没有行动的人，他们仍然处在被动成长中。

在当下的社会，处于主动成长状态的人还是少数，大多数的人停留在被动成长的状态中。主动成长与被动成长的差别就如同一棵树是否经过修剪。大家都清楚一棵树要想长高、长大就必须剪掉多余的枝丫，才能保持一个方向上的茁壮生长，所以，当下人们在生活中存在的差别有很多就来自成长状态的差别。很显然，那些主动成长的人会比仍处于被动成长状态中的人有更多追求更好生活和发展的可能，而我们要想真正让生活的主动权回到自己手上，就应该重视和专注于主动成长。

自我成长就属于主动成长，是我们主观上为了提升自我、更好地适应生活而主动促进自己成长的方式。在现实生活中，自我成长往往是伴随着一定需求而发生的，如工作上要求的某项技能我们要学、生活中需要的一些小技巧我们要掌握等，都是在需求发生了之后，自己才有所行动来满足这些需求。但这种自我成长终究是一种"缺啥补啥"的方式，让我们始终处在一种发现问题被动应付的状态，无法真正做到第一时间就解决问题，有的时候就会因为解决不及时或处理不当而影响自己的正常生活。

于是，我开始思考如何才能更高效地自我成长，改变"缺啥补啥"，类似于寻找"后悔药"的状态，让我们能够更好地应对生活的变化。

直到有一天在书中读到了一个故事，给我指出了一个清晰的方向。

故事讲的是一个父亲专注于工作，孩子跑过来要他陪着玩，无法脱身的他不想被孩子打扰，就随手将身边杂志上包含世界地图的一页撕成碎片，告诉孩子只要他能没有错误地拼出完整的世界地图，父亲就会放下手中的工作陪他玩。结果孩子不到十分钟就回来，完整地拼好了世界地图，在父亲惊讶的时候，孩子指着世界地图的背面兴高采烈地对他说："爸爸，地图的背面是一个人的画像，我拼出来画像，世界地图就拼好了。"

的确，在父亲的眼里，一个孩子认识世界地图就已经很难了，还要没有错误地拼出来，一定会花费很久的时间，但孩子用拼出背面画像的简单方式，同样且很快就完成了正确拼出世界地图的任务。

联系到我们的生活，又何尝不是如此。眼前的生活就如同这张"世界地图"，背面的"画像"则是我们期待的自己，而生活中的我们就是那个要拼凑"世界地图"的孩子。

当我们奔波于生活，努力想过上自己想要的生活时，就如同要拼凑出那幅"世界地图"。但谁都不知道生活要如何过才是正确的，无论是随遇而安地活，与其他人比较地活，还是追随自己内心地活，其实都是我们拼凑"世界地图"的一种方式，我们的成长也大多是盯着生活这幅"世界地图"。

无论我们选择何种活法，生活这幅"世界地图"背后的"画像"都会映出真实的自己，虽然生活不存在对与错，但当我们转到生活的背面看到自己的"画像"时，是否会感受到"嘴巴在鼻子之上""眼睛与耳朵的位置对调"等扭曲的感觉呢？是否会感受这样的成长使我们离期待中自己的"画像"越来越远呢？我想，很多人会有这样扭曲、不自在的感受，这也就是很多人在生活中活得越来越偏离自己的初心，慢慢地就活成了自己当初最讨厌的样子的原因吧。

　　而要想更好地拼好生活这张"世界地图"，我们就应该像故事中的孩子一样，转而从"世界地图"背面的"画像"入手，这个"画像"就应该是自己所"期待的我"。每个人都应该从应付生活的忙碌状态中跳出来，转而关注我们自身，仔细地考虑清楚自己想要什么、想做什么，然后按照自己的意愿首先勾勒好"期待的我"的"画像"，再按照这个"画像"的指引，积极主动地生活。我想，这才是更快拼出生活这幅"世界地图"的有效方式。

　　所以，从这个故事中的收获让我坚信了要做到高效自我成长应该将重点放在"内"——塑造自我上，而不仅仅停留在"外"——如何应对生活的变化上，否则我们即使读了再多的书、学了再多的方法依然会对生活疲于应付。

　　自我成长的过程本来就是一个"系统工程"，需要我们更多地关注自己，而不是急于解决眼前的问题，但如今的人们过于关注"实用主义"，生活中遇到问题时，需要什么就渴望马上得到弥补，却不会关注为何会产生这样的问题、自己还有哪些方面需要加强来避免类似的情况再次发生等更能"治本"的方式，这也就造成了很多问题在我们的生活中一次一次地出现，很多的困难需要一遍一遍克服。

生活中，关于我们某一方面成长需求的书籍和培训数不胜数，但却几乎没有围绕着系统性自我成长的书籍和培训。这种缺少什么就补什么的状态，导致我们就像一圈木板参差不齐的木桶，一次补一块短板，但各块板之间永远不齐，永远存在着制约长处发挥作用的短板。我想，对于一个人的成长，最高效的方式应该是有规划地修整齐桶边的每块板、有计划地增高每块板，才能让这个木桶存储更多的水而不浪费。

于是，我决定结合自己多年的经历与研究来完成本书，希望从自身的角度梳理和挖掘出那些能够促进自我成长的因素，系统地探索如何高效自我成长，让更多的人可以提高自我成长的效率。

基于以上的观点，我们围绕着如何高效自我成长提出了一套完整的思路：实现高效自我成长需要找到适合自己的自我成长方式，就是要灵活运用有效的自我成长方式满足自己的真实需求。而有效的自我成长方式的重点在于通过构建自我成长的体系，并将这套体系运用到成长的过程中，作用于具体的生活，以实现"期待的我"。

我相信本书对于那些渴望追求更好的生活状态、渴望获得更好发展的主动成长者来讲是一个机会，你将在阅读本书的过程中对自我成长获得更多新的思考和体会，也将发现遵循"期待的我"的指引，在自我成长体系的指导下生活，能够给你带来多么巨大的改变。

纸上得来终觉浅，觉知此事要躬行，我希望阅读本书的你能够在生活中更加重视自我成长的实践和总结，顺利地走好自己的成长之路，过上自己期待的生活。如果这样，那本书的目的就达到了。

通过研究和总结，我找到了一种高效自我成长的模式，有四个主要部分：主观上对成长的渴望，客观上适合的环境，真实的需求，以及有效的方式。对照日常生活中我们自我成长的情形，可以发现其中最重要的，也是大家最缺少的就是有效的自我成长方式。所以，本书在探讨如何高效自我成长过程中，主要以"理解并掌握有效的自我成长方式来满足真实需求"为核心，希望能够尽快帮助大家建立起适合自己的自我成长方式，而对成长的渴望和适合的环境两个部分仅提出了一些开放性的思考和观点，更多的需要读者自己体会和探索。

如何使用本书

我在写作本书时，对于自我成长的探索遵循了"为什么、是什么、怎么做"的写作思路，就如何高效自我成长的问题，将全书分成了六章。

第1章的内容主要是从多个角度认识我们作为"人"的意义和价值，理解实现人生意义需要自我成长，通过对生活的思考分析影响自我成长的重要因素，并以此为基础对有效的自我成长方式进行探索，目的是让大家有意识地关注和重视自我成长，并对适合自己的自我成长方式产生初步思考。

第2章的内容主要是详细介绍完整的自我成长体系不同部分内容的内涵和意义，目的是让大家跳出具体的生活，从宏观角度在自我、社会和价值观三个维度上理解那些真正影响每个人生活的因素是什么。

第3章的内容主要是通过结合在生活中做事的过程理解成长应该包括的过程，目的是让大家脱离具体的事物，从对做事一般程序性的认识理解自己是如何在做事的过程中获得成长的。

第4章的内容主要是介绍如何在生活中形成适合自己的自我成长方式，如何让自我成长在生活中更好地发挥作用，目的是让大家结合自己的生活实际，遵循"期待的我"的指引，将自己真实的需求融入有效的自我成长方式中，更高效地自我成长。

第5章的内容主要是对成长的渴望和适合的环境两个部分的思考和探索，目的是让大家能够在找到适合自己的自我成长方式的基础上，完整地掌握和运用高效自我成长模式，做到延续性成长。

第6章的内容主要是我个人的经历与研究，以对话或案例的形式总结出一些对于生活中具体内容的建议与思考，目的是给大家抛砖引玉，让大家对自己该如何生活有更多的认识与思考。

此外，在最后我特别以附录的形式针对如何形成适合自己的自我成长方式设计了对应的测试和评估，以帮助大家加深理解，掌握自己的实际情况。

希望大家在阅读本书时，能够遵循书中的内在逻辑，结合自身的经历找到适合自己的自我成长方式，促进自己在成长之路上能够更高效地完成自我成长。

在正式讨论如何高效自我成长之前，我还要给读者三个建议，希望大家牢记并实践，将有助于你在阅读本书时收获更多。

首先，我建议大家要带着自己对生活中实际问题的思考阅读。生活中的问题既然存在，就说明我们的应对方式尚有不妥之处，在阅读书中的内容时，可以将自己面对的问题带入其中，看看是否能从中发现自身存在的问题或能从新的角度来看待和处理问题。如果在思考中能够获得突破性的方向和应对方式，那么不仅能够加深你对书中内容的理解，也能够让你在自我成长的同时增强对生活的信心。当然，书中的内容仅仅是对自我成长的一种探索，你也可以结合自己对生活中实际问题的思考对书中的内容加以完善，形成对自己更为有效的自我成长体系和方式，进而帮助自己更好地生活，这也是我更希望看到的。

其次，我建议大家要认真完成最后附录中的测试和评估。我们在生活中经常不能准确地把握自我成长的状态，往往存在高估或低估自己的情况，无论是哪种情况，都会让我们相较于准确评估时造成生活更多的波动。我在书中所列出的测试和评估，是按照如何形成适合自己的自我成长方式的思路依次进行的，虽然不能做到绝对准确，但在大体上有助于你对如何形成适合自己的自我成长方式有一个清晰的认识。所以，我建议你能够认真地完成这些测试和评估，并将这些测试和评估在生活中随时运用，在实践的过程中逐渐把握和总结自我成长的真实状态，逐渐形成真正适合自己的自我成长方式，这将有助于你更高效地生活。

最后，我建议大家要与他人进行交流。"一千个读者，就有一千个哈姆雷特"，每一个人对于自我成长的方式都会有自己独特的见解，包括我在内。我在书中所讨论的内容，也存在着基于我的经历和理解的限制，你在阅读的过程中也会对这些内容产生认同或不认同，这些都是好的事情，无论是否认同，我都建议你大胆地表达出来，与他人进行深入的交流。你可以将这些内容讲给你的同事、家人、朋友，也可以在网络上与陌生人交流，他们会感受到你的成长与变化，你也将在和他们的交流中从更多的角度审视自我成长。

你将获得的收获

　　如果你已经决定走上主动成长之路，愿意接纳和尝试本书中的理念和观点，那么你将通过阅读本书，在书中内容的启发下，从生活中找到适合自己的自我成长方式。你也将在生活中获得以下收获。

　　首先，你会发现自己显著地提高了成长效率，无论是主动成长还是被动成长。如果你理解了成长的过程，将让你在今后的经历中更加注重成长的累积，改变以往"一次经历一次收获，再次经历重新来过"的情况；如果你构建了自我成长体系，将让你更加明确成长的目的和方向，拥有更多成长的方法和技巧，更容易做出自己的选择……这些变化不仅发生在你的主动成长中，也将让你在被动成长中因为对成长变得敏感而收获更多。

　　其次，你会在生活中更好地把握和解决遇到的变化和问题。如果你真正做到了先勾勒好"期待的我"的"画像"再去生活，那么你就掌握了生活的主动权，在"纠结"的生活中会根据自己的需求做出明确的选择，在复杂多变的情况下保持冷静和定力，这将让你摆脱生活中的随波逐流，更好地应对生活。

　　此外，你将拥有更大的机会实现生活的目标。我们在生活中实现目标，无不需要持续投入时间和精力，目标越清晰、投入越专注，就越能接近目标。前文中曾提到过，人们在生活中存在的差别有很多就来自成长状态的差别，这种差别有时并不像我们想象的那样在于"付出了多少"，而在于你"做对了多少"，如果你能找到适合自己的自我成长方式，那么你既可以排除掉无关的干扰，也可以在有关的事情上做得更好，这将显著提高自己的生活效率，相较于其他人及曾经的自己，你都会获得更大实现生活目标的机会。

　　成长是自己的事，自我成长更是如此，我真心希望你能够下定决心，在生活中做到脚踏实地，在阅读本书的过程中不断地成长与进步，并在探索适合自己的、有效的自我成长方式的道路上勇往直前，走好自己的成长之路，活出精彩的自己。

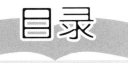
目录

推荐序一　在快速变化的时代中重塑自我

推荐序二　缘于成长

序

如何使用本书

你将获得的收获

第1章　精彩的人生需要自我成长 /1

1.1　看清"人"的渺小，活出"我"的精彩 /2

1.1.1　不同视角下"人"存在的意义 /3

1.1.2　"金字塔"社会中的"我" /5

1.1.3　"只有长大了才能坐上那把大椅子" /10

1.1.4　要如何有效地自我成长 /12

1.1.5　房子的基础永远是地基和框架 /14

1.2　探索自我成长的"秘密" /16

1.2.1　"我"与"环境"谁是主角 /16

1.2.2　是否存在成功的"密码" /18

1.2.3　生活中我们是如何成长的 /20

1.2.4　何为"有效的自我成长方式"/22

1.2.5　"现在"就是最好的开始 /31

第 2 章　认识与理解自我成长的"说明书"/33

2.1　认真回答"我是谁""我在哪""我要干什么"/34

2.1.1　躲开"成为什么样的人"的几个陷阱 /34

2.1.2　要如何成为自己想成为的人 /38

2.1.3　梦想和目标记录"人生旅途"/42

2.1.4　为什么梦想和目标总是很难实现 /44

2.1.5　不同"时空环境"下的不同选择 /46

2.1.6　此原则非彼"原则"/49

2.2　既然脱离不了社会，那么请适应它 /51

2.2.1　支撑自己的是"核心能力素质系统"/52

2.2.2　自我独立意识与团队协作意识 /54

2.2.3　怎么看，怎么想，怎么办 /72

2.2.4　解锁思维的"黑盒"/76

2.2.5　培养能够思考出处理问题方法的思维 /78

2.2.6　眼界与格局 /80

2.2.7　你从多个维度思考问题了吗 /84

2.3　找到"我为什么这么做"背后的价值标准 /88

2.3.1　价值观不是判断"对与错"，而是决定该不该做 /89

2.3.2　价值观来源于生活，又作用于生活 /92

2.3.3　从"无感"向"有感"进化 /94

2.3.4　心有余而力不足兮 /96

第 3 章　看懂成长的过程——理解 "TAGS" 模式 /99

3.1　我们在 "做事" 中成长 /100

3.1.1　成长不是孤立的事 /101

3.1.2　成长应该是目的而不仅仅是结果 /102

3.1.3　"做事" 的过程也是成长的过程 /103

3.1.4　这么 "做事" 才能更好地成长 /105

3.2　成长中的 "TAGS" 模式 /108

3.2.1　思考、行动、收获和巩固 /109

3.2.2　成长就是 "做事" 的累积 /112

3.2.3　形成 "整体性思维" /114

3.2.4　实现 "做事" 与成长的价值重合 /115

第 4 章　最好的就是找到适合自己的 /117

4.1　认清 "真实的我"，明确 "期待的我" /118

4.1.1　何为 "自我" /118

4.1.2　自己所认为的 "我" 是 "真实的我" 吗 /122

4.1.3　勾勒 "期待的我" 的画像 /125

4.2　重塑自我成长的 "顶层设计" /128

4.2.1　不可忽视内心的那些 "感动" /128

4.2.2　人生的三种境界 /131

4.2.3　转变 "缺啥补啥" 的观念 /134

4.2.4　将就事论事更进一步 /136

4.2.5　将注意力放到脚下 /138

4.2.6　内心需要一圈"篱笆墙"/140

4.2.7　去自我中心化 /142

4.3　将自我成长体系融入成长的过程 /145

4.3.1　按图索骥，参考自我成长的"说明书"指导生活 /145

4.3.2　与时俱进，完成对自我成长体系的迭代升级 /147

4.4　找准真实的需求集中发力 /150

4.4.1　让有效的自我成长方式更适合自己 /151

4.4.2　升维培养，降维打击 /153

4.4.3　意识与常识，常识与尝试 /154

4.4.4　让每天的时间变长 /156

第 5 章　成长之路无止境 /159

5.1　保持渴望，实现"台阶式"成长 /160

5.1.1　生活其实是个"8" /161

5.1.2　用积极的态度向前看 /163

5.1.3　目标就是追求自我实现 /165

5.1.4　自我认可与价值奉献 /167

5.2　探寻个性化的成长环境 /169

5.2.1　成长需要个性化教育 /169

5.2.2　形成符合自己个性的成长环境 /176

第 6 章　看看他人走过的路 /179

6.1　关于工作的建议与思考 /181

6.2　关于爱情与婚姻的建议与思考 /185

6.3　关于家庭关系的建议与思考 /188

6.4　关于社会关系的建议与思考 /191

6.5　关于自己的建议与思考 /195

6.6　关于"钱"的建议与思考 /200

6.7　关于网络虚拟世界的建议与思考 /205

附录　找到适合自己的自我成长方式 /207

后记　高效自我成长可以"意味着"更多 /228

第❶章

精彩的人生
需要自我成长

　　人人都渴望活得精彩，但并不是每个人都能如意。

　　与其用"想"的渴望，不如脚踏实地努力做好自己，让自己获得充分的成长和发展，在生活中充分发挥出自己的价值，从而活出精彩的人生。

1.1 看清"人"的渺小，活出"我"的精彩

我们习惯于过分地看重自己的身份，有意无意中夸大自己在生活中的地位和作用；同时，我们又会经常低估自己的潜能，在生活中遇到的很多难题面前选择轻言放弃。

我们习惯于过多地干涉他人的生活，希望他人能够遵从我们的意愿和建议活成我们期待的样子；同时，我们又渴望自己的人生能够无拘无束，不被他人干扰，可以按照自己的意愿生活。

我们也习惯于过度地占有资源，不管当下有用没用，总怕用到的时候自己没有；同时，我们又不愿过多付出，期待着"少劳多得"，甚至"不劳而获"。

……

每个人的内心中都会存在着这样或那样的纠结与矛盾。在作为社会中的"人"与自身的"我"两种不同的角度，我们总会带着私心，希望自身的"我"能够在社会的"人"群中获得更多，但又很少从自身的"我"的角度考虑自己付出了什么。这样的矛盾恰恰暴露出我们更重视作为社会中的"人"这一面的得失，而

忽视自身的"我"是否匹配了社会中的"人"。

我们的责任会随着年龄和身份的变化而逐渐加重，但在一味索取的状态中，我们是否太过于依赖从社会的获取而忘记要做好自己？

无论当下的生活状态如何，每个人都应该重新审视一下自己，认真地思考今后自己要如何做才能承担得起期待的人生、活出自己的价值。

1.1.1　不同视角下"人"存在的意义

每个人都会觉得自己是独一无二的存在。

我们努力工作、追求幸福生活，无不在尽力地让自己的人生变得更有意义，但对于人生的意义是什么，不同的人会有不同的看法。有的人认为是追求更高的职位、更丰厚的收入、更好的物质条件等外在的价值，有的人认为是追求内心的平和与满足等内在的价值……无论追求的意义是什么，我们都应该从不同的角度，更好地理解自己作为"人"的存在，这样才能找到实现人生意义的最佳方式。

从人类历史的角度来看。人类历史能够传承至今离不开一代一代不断诞生新的生命。所以，繁衍就是人类使命之一，我们作为"人"的意义就在于让人类历史不断地延续下去。

人类繁衍至今，已经经历了成千上万代甚至更久，但我们每个人都只能经历其中的一次而已。从出生到死亡，是谁都无法摆脱的自然定律，无论一个人在社会上是什么身份和地位，取得了多么辉煌的成就，也无论这个人在社会上是多么默默无闻，他的生命都会在死亡来临时终结，从此消失在人类的历史中，成为人类历史中渺小的一部分。

但对于每个人来讲，这唯一的一次就是最珍贵的。

从社会的宏观角度来看。社会是一部巨大的"机器"，朝着进步的方向不断前进，每个个体都是这部"机器"上微小的"零件"。从我们出生开始，就是为社会这部"机器"新生产出来的"零件"，经过教育的培养，成为合格的"零件"进入到"机器"中，经过几十年的运转在退休时被新的"零件"所替换，完成自己在社会中的重要使命。所以，进步是社会发展的方向，而我们作为"人"的意义就是为社会进步贡献力量。

无论处在什么社会地位、什么工作岗位上，我们都只是社会这部"机器"的一部分，没有任何一个"零件"可以发挥"机器"的全部功能，也没有任何一个"零件"具有不可替代性，每个人都是社会中渺小的一分子。同时，大家也要明白，社会是由无数个像我们这样的个体组成的，如果缺少了每个个体的价值累积，社会是无法进步的，如果每个个体都能够做出更多的贡献，那么也必然会推动整个社会的加速进步。

可见，对我们每个人来讲，不论做什么工作，都在为社会做出贡献，渺小的个体也具有重要意义。

从个体的角度来看。每个人都是独一无二的存在，没有任何两个人的生活经历是完全一致的，我们能创造的价值完全由自己在生活中的付出所决定，每个人都应该珍惜这唯一一次生命。所以，从个体的角度来看，尽可能让人生过得精彩、不虚此生就是我们作为"人"的意义。

生活充满了喜怒哀乐、悲欢离合，我们可能正在体验着其中的一种或几种，不同的境遇产生的情绪可能会让我们当下对生活有着不同的态度，或是乐观而干劲十足，或是悲观而迷茫无措。但无论在何种情绪下，我们都应该保持对生命的热情与尊重，珍惜不复返的时光，认真感受生活中每一段经历的滋味，认真做好每一件自己想做的事，让人生不留下遗憾。

与在人类历史和社会中"人"的渺小不同，从个体的角度，我们才能真正地感受到自己"实实在在"的价值，也只有从个体的角度，我们才能在"人"之上活出"我"的意义。

从不同的角度思考"人"存在的意义，目的就是希望大家在对这些客观事实的理解和比较之中能够更好地看待自己生命的价值，更深刻地认识到实现人生意义要通过"个体"的角度，以"努力提升自我，脚踏实地过好每一天"的方式来完成，而不要一味地想着做出一些惊天动地的"大事"去改变社会和历史。

1.1.2　"金字塔"社会中的"我"

从我们自身的角度，要如何理解"我"与社会进步的关系？

在回答这个问题之前，我们需要清楚如今的社会结构。目前的社会仍然是一个基于人和组织的"金字塔"形社会结构，这里所说的不是财富的"金字塔"，而是人群以职责能力划分形成的层级式"金字塔"。

在这样的社会结构中，社会是如何进步的呢？

在解决这个疑惑之前，我们需要理解在现有的社会结构下，社会发展与进步的方式。社会进步包括物质文明和精神文明两个方面，是指在一定标准的文明标尺下，整体社会结构达到新的阶段。通俗地讲，整个社会就如同一辆行驶在高速公路上的汽车，当行驶过了某一"界碑"后就进步到了新的阶段，如图 1-1 所示。

所以，我们要看到社会的进步并不单单是一个人的提高或一项技术的变革就能促进的，而是要所有的人一起努力，让社会作为一个整体都进入到一个新的阶段，才能真正说社会进步了。

理解了社会结构和社会进步的方式，再回到"我"与社会进步的关系这个问题上来。

其实，社会进步的方式正好提醒了我们，不要觉得社会的进步和发展是社会学家、科学家的事，与自己无关，而要清醒地认识到这与我们每个人都息息相关。大家作为社会中的一员，就是社会发展与进步的重要参与者和推动者，虽然大多数人看似并没有做出过能够改变社会的轰轰烈烈的"大事"，甚至有一些人觉得自己都没有为了社会问题操过心，但只要我们做好自己的本职工作，承担起自己应该承担的社会责任，这其实已经在为社会的发展增添了自己的一份力量。所以，大家在这个方面上要肯定自己对于社会进步所做出的贡献。

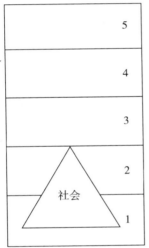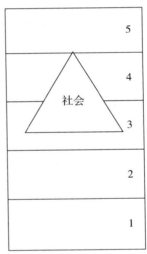

图1-1　社会进步方式

　　例如，你是一名教师，教育了一代又一代的孩子，你可能并没有觉得自己为社会承担太多，但你所培养出来的一代又一代的人才早已成长起来，接下了推动社会进步的接力棒，在社会中逐渐成为中坚力量。例如，你是一名警察，看似每天在解决邻里之间家长里短的琐碎事，但有你的保卫，社会才更加安宁、祥和，你是千万人能够安心奋斗的保障。再如，你是一名程序员，每天看似"码"着乏味的代码，但当有你参与的软件成为人人手中的必需品时，便真真正正带来了生活上的便利和效率的提升。这样的例子不胜枚举，不要因为自己工作的平凡而觉得自己没有价值，而是要以更广阔的眼界看待自己、肯定自己。

当然，有的人会说知道自己对社会有价值，但却没有了继续奋斗的动力，这也是当下很多人遇到的问题。

我知道，这些人失去奋斗动力的原因。有的人觉得自己做出的贡献没有得到重视或回报。的确，在以职责能力划分形成的层级式"金字塔"中，越往上层"位置"越少，处于这些"位置"的人往往相对稳定，想通过获得"位置"提升而带来的自我认同感和外界认同感并不是一件容易的事情。有的人觉得自己年龄大了，无法适应现在社会的快节奏，而且辛苦久了，也不想再去追求什么了，显然再通过奋斗获得的满足已经不如惬意的生活了。有的人觉得自己今天的一切都来之不易，害怕承担失去这些的风险，"少做少错，不做不错"的念头越来越成为阻止他们努力的障碍。

这些想法可以说是人之常情，大家都能理解。但我觉得，我们与社会之间的关系不仅仅是"贡献力量，共享成果"这么简单，大家还应该从社会的角度看到，社会的进步其实也是在对个人的成长提出了要求，这可能更是我们不能轻易放下或放弃为社会进步做出努力的原因。试想一下，大家一起跑步的时候，你突然停了下来而其他人继续奔跑，你是不是会离他们越来越远？同样的道理，当你在一个阶段停止成长，而社会进步的脚步并没有停止，那些曾经与你处在同一层级的人也会逐渐领先于你，这就导致了整个"金字塔"形社会结构被拉长而变得不稳定，如图 1-2 所示。

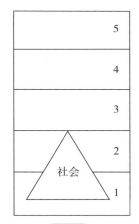
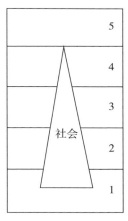

图 1-2　"金字塔"形社会结构的变化

　　虽然看似自己所处的"位置"没有变化，但相较于进步较快的同一层级的人，你们之间的差距会越来越明显，这也意味着在今天这样一个快速发展的社会中，如果不进步，就是退步。然而很多人并没有领悟到这个道理，依然选择安稳地待在一个固定的位置上，不再学习新的事物，慢慢地脱离了社会进步的步伐，而如果对他提出要求，他要么说自己年龄大了学不进去，要么就觉得社会的变化对自己不公平。毫不夸张地说，今天社会上每一次技术进步带来的失业人群，本来是可以通过自我成长成为新技术下最有经验和希望的人，但就是因为这样的故步自封，反而成为最早被淘汰的人。

其实，今天很多的社会矛盾产生的根源也在于此。我们不能一方面要求社会的进步带给我们美好的生活，而另一方面自己却不付出努力。从智力和经验的角度来看，大多数人是完全可以跟上社会进步的步伐的，但前提是我们要主动地自我成长，主动地接受和学习新事物、新技术。

所以，"我"与社会进步之间是相互促进的关系，社会结构内部层级的提升并不应该成为我们努力成长和为社会做出贡献的目的，适应新时代的要求、跟上社会进步的脚步才是。

1.1.3　"只有长大了才能坐上那把大椅子"

小孩子的东西总是适合他们使用的大小，小杯子、小椅子、小桌子……当他们想要使用大人们的东西时，往往就要"爬上爬下"。我们都记得小时候，自己想要坐到父母的大椅子上，要么需要找到垫脚的东西往上爬，要么就要喊大人抱自己上去。可见，当时很多的事情是我们力所不及的，而对大人们来讲却是力所能及的。

那么，小孩子如何才能在不需要外界帮助或大人帮忙的情况下坐上那把大椅子？答案是需要长大。同样，我们要如何才能让力所不及的事情变得力所能及？答案是需要成长。

很多时候，我们"昨天"面对的困难和挑战在"今天"已经不再是困难和挑战了，而我们"今天"面对的压力也很有可能在"明天"就变得习以为常了。如此看，一方面说明我们经历过成长就有可能克服困难，另一方面也告诉我们，如果自己可以更好地成长，就能缩短克服困难的时间，让习以为常的"明天"更早到来。

不论是随着年龄的增长，我们的身体自然发生变化，还是随着经历的丰富，逐渐增加的经验与能力，人生的成长之路总会不断向前，这是自然规律，但不同的人成长的速度却有快慢之分。

在生活中我们都会有明显的感觉，有的人找到了适合自己的方式，让自己在快速提升的过程中不断实现自我价值，几年之间就从默默无闻变得声名显赫；有的人则仍迷茫于如何成长，使自己一直处在纠结和烦恼的状态中徘徊不前，几年甚至几十年如一日不曾改变。对于这些明显的差别，我们不能否认"机遇""运气"等因素，但客观来讲，其变化的本质仍在于不同个体成长的方式上，"机会总是留给有准备的人"，如果自己没有成长到"足以胜任"，那么遇到再好的机遇也终将难堪大任。

而自我成长就是更高效的成长方式，通过自我成长，我们可以加速让"力所不及"变为"力所能及"。无论是工作还是生活，都有其内在的规律性，当我们能够主动地自我成长，就能够及时发现和改正自身存在的缺点和不足，就能在重复的工作和生活中逐渐发现其内在规律，从而有针对性地改变自己的状态，那么就能明显地提高自己生活和工作的效率。这不仅有助于我们获得更多时间处理额外的事情，也有助于我们在应对困难和压力时找到有效的方法，更快地克服自己面对的困难和压力。

我们可以简单地将应对困难和压力的过程看成是一道数学题，克服困难需要累积的成长值是一定的，如果想要缩短克服困难的时间，就要提高单位时间的成长效率，这是唯一的办法。自我成长带给我们的改变，就是让自己在单位成长时间上变得更有效率，它是我们成长之路上的"加速器"。

1.1.4 要如何有效地自我成长

每个人对于自己的人生，都会有自己的思考与追求，不论是立志成就一番事业，还是选择随遇而安平凡地度过一生，我们都应该认真理解和掌握有效的自我成长方式，从人生的基础和框架的角度，铺好自己的成长之路，通过生活中点点滴滴的经历，积累出自己有价值的人生。

那么，从"我"的角度，有效的自我成长方式应该是什么样的呢？

应该有明确的目标体系。生活中，很多人是在"我有目标但不知道如何实现"的情况下放弃，转而走上了一条"有明确的路径但不知最终结果如何"的道路，看似是顺势而为，实则是慢慢走上了"我决定自己的人生"还是"环境决定我的人生"的纠结道路上，最后很有可能陷入身不由己、随波逐流的状态中逐渐失去对人生的追求。

所以，要想做到有效的自我成长，首先要有明确的目标体系作为基础，即我的人生应该由我自己决定。也许有的人暂时不知道自己的目标实现路径，但要在前进的过程中一边成长，一边寻找和创造适合自己的环境，按照自己的意愿走好成长之路。

应该有完整的框架体系。自我成长绝不应该是"碎片化"的成长，而应该是基础性和框架性的系统成长。如果在生活经历中发现了自己的不足和缺点，那么要清楚仅仅弥补不足、改正缺点，我们可能只会处理好当下的情况，但以后同样的问题还会重复出现。想要真正地让自己成长起来，就应该从体系的角度，将涉及不足和缺点的方方面面进行系统的改正。就像木桶能装多少水永远取决于最短的木板，但如果每次只补最短的板，那么永远存在着制约"装水量"的短板，最高效的方式是有规划地修整齐桶边的每块板、有计划地增高每块板，这样才能让人生这个"木桶"既能存储更多的水，又不会浪费。

所以，有效的自我成长方式一定是整体规划，以构建完整的自我成长体系为核心，将生活中的问题放到自我成长体系中观察，找到需要提升的方面并迅速提高。

应该有清晰的实施路径。无论在何时，"如何去做"都是困扰我们的最大问题，在自我成长的过程中也是如此，但我们可以抛开眼前的具体问题，将重点聚焦于如何做到自我成长的普遍性逻辑上，抽象出清晰的实施路径。这样不管遇到何种问题，我们都可以用一套统一的逻辑应对。

所以，有效的自我成长方式要以逻辑上清晰的实施路径为依托，面对具体问题时具体分析，依照实施路径的逻辑顺序选择适合自己当下情形的具体做法。虽然这种抽象化的实施路径不能保证我们在具体问题上选择正确的方法，但至少在自我成长的逻辑上能够保证完整的收获。

1.1.5　房子的基础永远是地基和框架

大家都知道，一幢房子无论美观与否，真正的基础永远是扎实的地基和牢固的框架，否则即使装修得再漂亮，也无法承受住风雨的侵蚀，用不了多久就会倒塌成一片废墟。

我们的人生也是如此，生命的过程就如同搭建一幢属于自己的房子，而自我成长的方式就是"人生"这幢房子的地基和框架，只有找到了适合自己的自我成长方式，我们才能打好地基、搭好框架，才能确保"人生"的房子在牢固的基础上，通过高效的成长"装修"出自己的风格，实现自己人生的价值。

那么，为什么说自我成长的方式是人生的基础和框架呢？

其实，我们都曾有过这样的感受，生活中自己会因为情绪上的一时冲动做出让自己后悔的事情。而造成自己冲出理性的控制，成为"脱缰野马"的原因就在于一直以来缺少自我成长方式对自己的调节控制，缺少牢固的地基和框架，"人生"的房子就太容易倾覆了。

就像那些走上犯罪道路的人，有多少是失控后的"激情犯罪"，又有多少是纵容自己的"侥幸心理犯罪"；还有那些缺少个人主见、容易受人蛊惑的人，沦为他人的犯罪"工具"而不自知。

如果这些人能够早些形成和掌握有效的自我成长方式，就能够在遇到同样的情形时，将情绪化的行为在自我成长的目标、体系和方式的限定下进行判断，我相信很多人都会慢慢冷静下来，以更合理、更平和的方式来重新面对，毕竟当自己清楚自己更想要什么的时候，谁也不愿去做与之相悖的事情来让自己失去未来。

所以，我们需要认识到有效的自我成长方式是自己人生的基础和框架，也要重视对有效的自我成长方式的培养。

生活中，我们常常会关注"怎么做会促进自我成长""什么因素对自我成长有利"等关于"如何成长"细节上的功能性应用，而很少考虑在这些细节之上，究竟是什么影响了自己具体的做法。

其实，我们需要的不仅仅是促进自我成长的方法或技巧，更应该是从真实的需求出发，能够系统促进自我成长的有效方式，在此基础上，我们才会用到且能更好地使用那些功能性的细节来促进自我成长。

大家知道，每个人的成长都是由先天的基因与后天的环境共同决定的，相比较而言，后天的环境对于我们的成长更为重要。一个出生时的天才如果没有后天的良好成长，一样会"泯然众人矣"，而一个普通人经过后天的努力也可以取得卓越的成就。

在后天的成长中，不同的人在面对同一场景的时候会有不同的做法，也会因此产生不同的影响和结果，带来不同的成长收获，而决定我们为什么会这么做的正是自己的自我成长方式。可见，一个人自我成长的方式决定了他在后天环境中成长的快慢和多少，掌握了适合自己的自我成长方式的人，将远比那些没有掌握的人收获更多。

所以，要形成有效的自我成长方式不要急于学习那些方法或技巧，而要在理解和掌握有效的自我成长方式、明确自己真实需求的基础上，到生活中让自己不断地系统成长。

接下来，就让我们遵循以上的思路，探索自我成长的"秘密"吧！

1.2 探索自我成长的"秘密"

　　自我成长是一个很大的题目，联系到自己的生活，好像生活的方方面面都对自己的自我成长产生着影响，那么我们要如何从千丝万缕的联系中找到那些起到决定性影响的因素？

　　显然，这个问题是复杂的，如果没有经过观察和思考就盲目地开始行动，我们就很有可能在错误的道路上前进，不仅无法发现那些真正能够促进自我成长的因素，还有可能陷入"为了证明自己正确"而固执地坚持中，这就与我们的初衷南辕北辙了。

　　所以，我们不能盲目行动，而是要先以观察者的状态观察生活，对生活中的情形与现象进行总结和归纳，想清楚哪些因素真正能够影响到自我成长。

　　下面，就让我们带着几个问题回到生活中去。

1.2.1 "我"与"环境"谁是主角

　　俗话说"人在江湖身不由己"，我们不能否认在生活中有很多自己的事，但确实和自己没有太大的关系，如北京的机动车号牌"摇号"，购车的需求是自己的事，但要满足这个需求却不知道要排队到什么时候。在遇到这样的情况时，我们要放松心态，但并不是在等待的同时什么都不去想，而是要清楚，即使在这样的"环境"中，"我"仍然是主角。

有的人会问，这样的"环境"下，自己怎么能是主角。不知道这样问的人是否想过，摇号的"资格"，摇中后购车的准备和选择，与机动车相关的保险、停车位、保养等相关事情，难道就不是自己的事情了吗？

正是由于有些事自己觉得无法左右，很多人就放弃了"我"的主角身份，而将自己的事情交给"环境"听天由命，所以有的人才会在机会到来的时候发现自己不具备参与竞争的"资格"，有的人才会在事情发生的时候发现自己没有做好准备，有的人才会在一些机会错失后方才"后知后觉"。

我们应该站在主角的位置上全面考虑事情。当"环境"限制了事情的某一方面导致自己决定不了的时候，"我"仍然是主角，要在其他方面做好准备，当机会来到的时候，我们才能把握住机会，尤其"资格"类和"资源"类更不能错过。

而对于那些自己可以完全决定的事情，"我"是当仁不让的主角。生活中，很多人对于自己可以完全决定的事情并没有投入太多关注，反倒认为什么时候做都可以，何必着急，因此便会拖延或不上心去做。殊不知"环境"随时可能变化，我们也可能遇到更紧急的突发事件，如果因为自己而导致本来可以处理的事情不能得到圆满解决，此时的后悔就是没有意义的。

在自我成长的过程中，我们应该明确"我"与"环境"的主客体关系。"我"脱离不了"环境"，但"我"也不能完全依赖于"环境"，这区别于管理学中发展战略的制定要首先分析环境，然后制定战略，我们在自我成长中要从"我"的需求和目标出发，然后在现有环境中做出选择，或者创造新的环境以让自己更好地成长和发展。

这也就解释了为什么"随波逐流"的人往往没有很好的发展，如果让"环境"成为主角，我们仅仅一味地顺应"环境"成长，那么在复杂多变的"环境"中我们终将失去自我。三十年河东，三十年河西，"我"将在哪里呢？

1.2.2 是否存在成功的"密码"

我们生活在一个向往成功的时代。如今社会中的大多数人都向往成功，向往成功人士所取得的成就和他们富裕的生活，向往他们今天有足够的资源和能力来改变他人的生活状态。于是，很多人就把这些成功人士作为自己学习和参考的目标，在言谈举止各个方面都有意模仿他们，并以此作为自己做事合理性的判断依据，希望自己学习他们后也能有机会成功。

但与向往的成功相比，我们大多数人又是"不成功"的。虽然可以模仿"成功人士"的行事风格，但却不得不独自面对每个人各不相同的生活经历，或酸或甜、或喜或悲，在日常生活中几乎没有惊天动地的事情，更没有被世人所关注和追捧，这样日复一日的生活离我们期待的状态有着巨大的差距，虽然我们很努力，但向往的"成功"依然很遥远。可能大家都曾这样安慰过自己："不是我不行，是我没有像成功者那样的机遇和资源！"但可曾想过，如果自己有了那样的机遇和资源，就真的能成功吗？

也许我们应该认真思考一下，"成功"究竟是什么，是我们所向往的那样吗？那些成功人士获得成功的过程是否远不止我们所见、所想的那么简单，而有更深层次的原因呢？

何为成功？如今的社会中，大多数人眼中的成功者财富价值高、社会地位高、有社会影响力或有权势，具备这样特征的人就是"成功人士"。我们再来看一下《现代汉语词典》中对于成功的解释：获得预期的结果。极其简单的解释，即不管什么样的目标，努力实现了预期的结果，就是成功。

由此可见，社会上被普遍引导和传播的"成功"是指那些实现宏大事业的成功，这就将成功的含义限定在了极小的范围之内，也将我们大多数人排除在外，毕竟能够作为领导者实现宏大事业的人少之又少。

而在舆论引导这些"成功"的影响下，我们也许早就忽视掉了在日常生活中"实现预期目标"所带来的喜悦感，忽视掉了成功本身，而将注意力投向了那些"成功"所带来的财富、影响力、社会地位等的表象上。与其说向往"成功人士"实现事业、实现自己的价值，不如说我们向往的是实现那些隐藏在"成功"背后的欲望。

其实，我们应该追求的成功是努力实现目标的全过程，不应该只是实现巨大目标之后的附加结果。

再来看那些成功人士在取得巨大成就的背后，是否有哪些在能力和行为模式之上的一致性特征值得我们借鉴呢？通过观察和分析那些已经被社会认可的成功人士，以及那些尚未被社会所知但实现了自我价值且自认为成功的人士，我们有了一些发现。

他们都是很清楚自己"要成为什么样的人"的人；他们有明确的梦想和目标并一直在行动；他们对生活充满激情，做事自信，不轻易放弃；他们会抓住任何的机会努力提高自己的能力；他们能够准确地认知社会环境，不会轻易受到社会和他人的想法影响，果断地把握住机会；他们实现一个目标后不会安于现状，而是勇于继续开拓；他们都在努力让自己站在社会进步的前沿，为社会做着奉献……

对这些特征进行梳理和总结，我们可以将这些特征归纳到内、外和内外融合的三个方面，即自我、社会和价值观。这些"成功人士"，在自我方面都明确自己是什么样的人，明确自己要做什么事；在社会方面都是积极主动适应社会，有明确的生活态度并主动思考要如何处理问题；在价值观方面都有明确的价值判断标准，并能够严格约束自己该做什么和不该做什么。

通过总结这些超越能力和具体行为模式的特征，我们可以隐约地感受到有一套包含着自我、社会、价值观三个方面内容的"体系"在支撑这些努力奋斗的"成功人士"取得成功，也许这套"体系"才是成功的"密码"。

1.2.3　生活中我们是如何成长的

成长是一定会发生的。不论是随着年龄的增长，身体上发生的变化，还是随着生活经历的丰富，思想上发生的变化，我们一直都处在动态的成长之中。

但从个体的角度来看，我们很容易忽略掉自己的成长，因为成长所带来的变化往往是"微乎其微"的，不会像武侠片一样，突然打通"任督二脉"就能带来巨大的改变。就像今天的自己与昨天的自己相比，我们可能并不会感受到明显的不同，但今天的自己确实比昨天的自己成长了。如果我们想要看到自己的成长，那么必须从更长的时间维度上对比，三年前、五年前，甚至更久，才会感受到今天的自己与从前的自己有多么不同。

那么问题来了，如果自己都感受不到每天的成长，成长究竟是如何发生的呢？

其实，成长并不需要去做特定的事，而是在生活的点点滴滴中不断发生着。我们的每一次思考、每一次行动、每一次总结和反思都是成长的"素材"，一点一点累积着让自己变得更加强大。例如，我们在生活或工作中经常会重复地做一件事，一回生二回熟，从最开始的无所适从，到慢慢地开始掌握技巧，再到最后能够熟练地完成，成长就发生在一遍一遍做事过程中的思考、行动与总结中。

由此可见，成长必须要以具体的事物为载体，发生在做事的过程中。有的人可能会问，如果仅仅通过思考获得的感悟也会让我成长，是不是就没有事物作为载体呢？其实，不论是单独的思考，还是思考后有行动，都离不开事物作为载体，大家可以仔细地回想一下，当我们思考时是不是都会在脑海中"模拟"出情境，这些情境往往与人或事物相关，并且处于动态发展的状态中，类似于我们实际做事的过程。

但是，生活中我们往往并没有重视那些与自己产生联结的事物和做事的过程，而是过分地关注自己的主观感受和意愿。有的人做事只考虑自己的感受，想做就做，想怎么做就怎么做；有的人做事为了达到目的不择手段，不顾影响，也不计后果；还有的人做事时不用心也不用脑，遇事就求人，得过且过……这些做事的方式都错过了让自己成长的机会。

所以，我们常说的真正阻碍自己成长和进步的人，不是别人，正是自己。

1.2.4 何为"有效的自我成长方式"

前文中我们提到，有效的自我成长方式应该有明确的目标体系、完整的框架体系和清晰的实施路径，在对生活思考后，我们可以将有效的自我成长方式进一步细化。

1. 在自我实现中成为"期待的我"

有效的自我成长的目标体系是从"当下的我"指向"期待的我"，要通过在生活中不断地自我实现，让自己一步步在成长之路上到达"期待的我"，如图 1-3 所示。

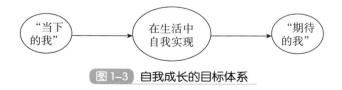

图 1-3 自我成长的目标体系

其中，"期待的我"是面向未来，希望自己所达到的状态，要有实质性的内容，可以涉及自身的状态、工作的状态及生活的状态等，如期待自己应对生活的压力能够表现得成熟，期待自己的工作能够创造价值赢得尊重，期待自己的生活能够富有且稳定等。可见，成为"期待的我"是自我成长的宏观目标，是整体的"我"达到的一种状态。当下的"我"则是自己当下在"期待的我"的各个方面上的真实表现，是自我成长的起点和比较状态。

在当下，大家对于"期待的我"可能会有明确的描述，也可能还没有清晰的认识，但无论当下是何种状态，我们都应该在生活中继续探索，主观上对自己、对生活、对未来抱有更美好的追求，不断丰富"期待的我"，保持自我成长目标体系的动态变化。

而要达到"期待的我"的状态，就必须努力，在生活中通过不断追求自我实现让自己成长。很多人无法达到自己期待的状态，最大的原因就在于只"想"不"做"，我们经常能听到"要是……该多好啊"结构的话语，也经常会想象自己未来生活的样子，但无论再怎么想只要不去做，就永远不会成为自己期待的样子。

目标体系对我们的自我成长具有方向性的指导意义。在"期待的我"的指引下，自己就清楚了成长之路将延伸向何方，"期待的我"一定会超越"当下的我"，通过与"当下的我"的对比，我们就能发现自己要提高什么、能做什么，有助于我们摆脱生活琐事的纠结与一时的迷茫，也有助于我们在面临选择时做出更有利于自我成长的选择。

同时，对"期待的我"的向往也会在面对困难和压力的时候给予我们巨大的动力。大家知道，当一个人有想要变得更好的目标时，往往会更有勇气面对困难和压力；而当一个人不清楚目标时，则很容易因为不知道克服困难和压力的意义而选择放弃。

2. 完整的自我成长体系是核心

自我成长体系是有效的自我成长方式的整体规划，既要涵盖自我成长的各方面，又应该具有基础性和普适性，其作用类似于"骨架"，生活经历则如同"血肉"，只有"骨架"支撑起"血肉"，一个人才能更好地生长。所以，自我成长体系应该包含真正的"核心"，而不是"想到什么都往里装"。

在自我方面，最重要的是要对"我"有明确的定义。生活中，我们经常会用"我是谁，我在哪，我要干什么"来表达一种对无奈与不知所措的调侃，但这种调侃的背后，也确实反映出当下的人们对于自我的迷茫。对于这些都是最简单的问题，一个人很容易就可以给出答案，但如果从成长的角度来看待这些问题，可能确实没有几个人可以不假思索地给出答案，就算给他们充裕的时间思考，这个问题可能也是难以回答。

而克服这些迷茫，是在自我方面最基本、也是最重要的目标，这需要我们明确自我，在成长的迷雾中找到突破的方向。但要明确什么呢?

人生是一条漫长的成长之路，自我成长就如同走路。如果没有护栏就可能摔出路面，如果没有目的地就可能会走偏，如果没有指示牌就可能在岔路中走错。

可见，在自我成长的过程中，"护栏""目的地""指示牌"正是我们所需要的。它们既保护了我们避免犯错，又提高了我们成长的效率，使我们少走错路、弯路。

那么，"护栏""目的地""指示牌"对"我"来讲究竟是什么？

"护栏"是人生的红线和底线，让我们在自我成长的过程中避免走邪路、歪路，严格约束自己的行为走在"正道"上。我们需要主动地为自己的人生设"线"，而画好人生红线与底线的最好方式是要明确自己要成为什么样的人，每一个类型的人都会具备明显且独特的品质，这些品质会让我们在面对事物时做出不同的选择。当一个人清楚自己要成为什么样的人时，就会按照这个类型人所具有的品质去生活，这将让他在面对选择时排除掉那些不符合其品质要求的选项，就像我们常说的，一个诚实的人，他宁愿不说也不愿去说谎。

"目的地"是成长的方向，让我们在自我成长的过程中有了明确的可追求的事物，这也是我们在生活中自我实现的具体内容。对每一个人来讲，成长的"目的地"应该是梦想和目标，我们正是通过努力实现每一个梦想和目标，跨越了这些成长之路上的"经停站"，才一步一步地成长到今天的样子，我们也将继续努力去实现今天的梦想和目标，向着远方的"目的地"前进。

"指示牌"是选择的指导，让我们在自我成长的过程中面临选择时有了选出适合自己选项的依据。自我成长要通过做具体的事为载体来实现，在做具体的事时，能够给予我们指导的不是做事情的具体方法，而应该是我们坚持的原则。很多人在做事时，总会先去问做事的方法，殊不知做事的方法有很多种，但并不是每一种都可以选择，我们应该首先考虑自己的原则，然后再以原则为指导，选择出适合自己的方法，如果一味地以解决事情为目的而没有原则，那么我们终究会成为一个"不择手段"的人。

所以，在自我方面明确自我，就是要明确自己要成为什么样的人，明确自己的梦想和目标，以及在做事时首先明确自己的原则。

在社会方面，没有人能够脱离社会独立存在，社会通过与我们不断地连接深刻影响着每个人，但作为个体的"我"却很难影响到整个社会。因此，我们与社会的关系要以适应和融入为主，并保持自己独立的个性。

适应社会的过程应该是不断调整自己以应对各类变化的过程，需要我们对社会的需求和影响做出反应，而这个过程又往往体现在具体的问题中，这就需要我们首先具备一定的能力素质，并能够对问题进行有效的观察和处理，形成有效的方法。同时，这个具体的问题又会与其他的问题产生连接和影响，牵一发而动全身，我们不仅要从具体问题的角度，还要在更高的维度上整体看待和把握问题，这样才能找到最佳的应对方式，处理得更平衡，这就需要我们要有更开阔的眼界和格局，以及要从多个维度分析问题的本质。

对于一个具体的问题来说，能力素质是应对的基础，观察和处理问题的方式是应对的形式，眼界和格局决定了可选择应对方法的范围，多个维度分析问题的本质则有助于平衡各方面利益选择出最佳的应对方案。在这个逐层递进的逻辑上，我们要想更好地适应社会，就需要在每一个方面都表现得更为出色。

在这里要特别强调一下能力素质。大家知道，在生活中我们实际运用的能力素质多种多样，但要求自己掌握所有的能力素质既不现实，也做不到，那么要如何培养能力素质以成为适应社会的基础？

其实，不同的能力素质在重要性和适用范围上显然不同，有一些能力素质是基础性的，普遍适用于生活的方方面面，也是其他很多能力素质的基础前提，如认知能力、适应能力等；而有一些能力素质则是专业性的，仅适用于某一方面或某一领域，除此之外并没有太大的作用，如编程能力、绘画能力等。由此可见，能力素质也存在着"体系"，在一些基础的能力素质之上延伸出了很多专业的能力素质。

我将能力素质的这种体系描述为"核心能力素质系统 + 外延能力素质"的结构，只有掌握了核心能力素质系统，才能更好地获得和应用外延能力素质，这也就很好地解释了为什么我们在生活中很努力地扩展各种各样的能力，但却使用不好的原因，就是由于自己的核心能力素质系统不完整、不扎实。在自我成长中，我们应该首先培养核心能力素质系统，其次才是在生活中积累外延能力素质，并且不可"胡子眉毛一把抓"。

所以，在社会方面适应社会，是要我们以培养自己的核心能力素质系统为基础，形成自己观察和处理问题的方式，培养能思考出处理问题方法的思维，提升自己的眼界和格局，以及多维度分析问题的本质。

在价值观方面，有的人说价值观是很"虚"的概念，很少有人能够描述清楚自己价值观的内容，事实也的确如此，但价值观的作用却又是很"实"的，谁都不能否认价值观在实际生活中对我们的影响。

价值观对每个人来说都具有重要的意义，会在我们有意或无意中影响几乎生活中所有的选择和决定，如果因为价值观很"虚"，难以把握，就放弃了对塑造自己价值观的重视，那么我们就如同"船"失去了"舵"，人生的航向就会在不受控的潜意识"海洋"里变得飘忽不定。

价值观影响生活有一个"标准"的过程，可以粗略地理解为：我们在一定的价值标准下做出价值判断，依据价值判断的结果做出有利于自己的价值选择，并在多个利益得失之间做出价值平衡。大家对这个过程可能并没有明显的感觉，但如果仔细思考我们在生活中的所作所为，总会发现那些驱使自己做事的"价值"，毕竟没有人愿意去做一件毫无价值的事，也没有人愿意轻易放弃一个有价值的机会。而对价值观更为通俗的理解，我认为应该是我们每个人所认定的价值标准，这是由于不同的人对待同一事物的价值标准不同，才让他们做出了不同的价值选择，得到了各不相同的结果。

价值观同样来源于生活。其实，在每一次价值选择和价值平衡后，所获得的结果是否与预想的一致，以及是否新发现有价值的内容，都将对现有的价值标准产生确认或调整，使我们的价值观处在总体稳定且动态变化的状态中，这也是为什么我们可以运用过去的经历来解决今天的问题的原因。从这个角度来看，即使我们说不清楚价值观的具体内容，但我们却可以将想要的内容通过在生活经历中不断强化，增加到自己的价值观中，并作用于以后的生活。

所以，塑造价值观是要我们把握住价值观的本质及如何与生活之间相互影响，在生活经历中按照自己的意愿构建自己的价值观。

至此，围绕着生活经历，我们细化出了完整的自我成长体系，如图 1–4 所示。

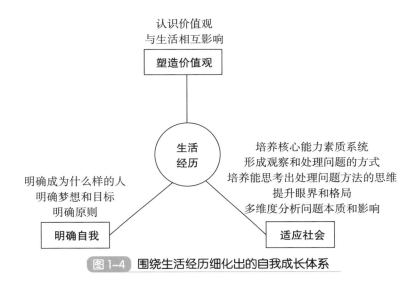

图 1–4　围绕生活经历细化出的自我成长体系

这套完整的体系涵盖了自我成长的核心内容，将成为支撑起我们在生活中自我成长的"骨架"，是有效的自我成长方式的核心和关键，我们应该以此为基础和指导在生活经历中不断丰富自我成长的"血肉"，让自己早日成为"期待的我"。

3. 将自我成长体系融入成长的过程

要达成目标，需要将自我成长体系落地，有效的自我成长方式的实施路径就是要将自我成长体系融入成长的过程，与生活中具体的事情相结合。在具体的生活中，自我成长体系既是对自我成长的指导，也需要在生活经历中不断完善其内容。

在生活中，我们往往重视对事情本身的处理方法，而习惯于忽视从宏观角度对处理事情逻辑的关注。自我成长体系就如同在处理事情逻辑角度的一张"对照表"，让我们可以将自我成长体系与实际的事情进行对应，在做到"具体问题具体分析"的同时，又能够保证处理逻辑的统一，这样既能找到处理事情的方法，又能反馈出需要自我成长的内容。

具体来看我们在生活中处理事情的过程，几乎都是在"就事论事"地朝着一个目标思考解决办法，然后按照这个办法调动资源，推动事情达到可接受的结果。这个过程中，自我的成长也集中在对事情的理解及处理事情的方法上，就如同我们找到了能够打开眼前这把"锁"的"钥匙"，但这把"钥匙"再去开其他的"锁"时却不一定能够匹配，虽然这次的经验对我们未来处理事情有一定的帮助，但如果我们每次仅在"锁"的角度拿到一把"钥匙"，而没有让自己获得制作"钥匙"的成长，那么即使我们有了一大串"钥匙"，也不会顺利地打开未来遇到的"锁"。

而在自我成长体系的指导下，我们将从"就事论事"中跳出，站在自我成长的角度，从自我、社会、价值观三个方面将"我"与事结合，事前的思考、事中的行动、事后的总结都能与自我成长体系相对应，既能够在自我成长体系下找到更合适的办法，又能在做事的过程中对自我成长体系的具体内容进行丰富。这时，自我成长体系的意义就如同一张制造"钥匙"的图纸，针对不同的"锁"，我们就可以制造不同的"钥匙"，而当收获到不同的经验时，我们又能及时地将收获完善到图纸上，如此循环往复，让我们不断地自我成长。

至此，我们可以形成对于有效的自我成长方式的完整思路：通过从自我、社会、价值观三个方面构建完整的自我成长体系，并将整套体系融入成长的过程中，落实到具体的事物上，在不断地自我实现中让自己成为"期待的我"。

1.2.5　"现在"就是最好的开始

一提到提高自我成长的效率，有的人会觉得"自我成长很难"，有的人会觉得"自我成长需要合适的时机"，还有的人会觉得"要想清楚了再行动"。的确，开始迈出第一步永远是最难的，不同的人会有不同的考虑，但不论是心理上的畏惧，还是身体上的拖延，如果原地不动，一切都是"空想"，与其让不会停止的时间流逝，不如先迈出第一步，是"路"是"坑"，走过才知道。那么"现在"就是开始行动的最好时机。

从我个人而言，我的经验是当想去做一件事的时候，就马上从身边可以做起的部分开始做，如果条件允许，就一直做完它；如果遇到条件不允许的情况，就暂时搁置这部分继续做其他的事，同时要进入力所不及的圈子中"泡着"，等待条件成熟后继续开始。

这里有的人可能会问，做不到的为什么还要去圈子里"泡着"？对于这个问题，我们可以试想一下，圈子里经验丰富的人，会不会某一两句话就会给你带来启发？圈子里会及时更新发展趋势，等你条件允许的时候是不是要符合趋势？所以，我们应该放下自己的"功利心"，不要让目的性决定一切，更不要觉得目前解决不了的问题都是无意义的。圈子带给你的是学习和成长的机会，生活也是如此，我们要在成长之路上边走边学，目的地只是方向，沿途的风景才会积累你的成长。

所以，"现在"就是最好的开始，从现在开始关注和重视自我成长，勇敢地迈出第一步，重视生活中的每一天带给你的收获，一步一步地走好成长之路。

接下来，我们将着重探索自我成长体系和成长的过程在生活中的内涵。

第 2 章

认识与理解自我
成长的"说明书"

自我成长体系是自我成长的核心"说明书"。

认识这份"说明书"中包含哪些内容，理解它们会起到什么作用，将有助于我们更好地结合自身需求构建和应用自我成长体系。

2.1 认真回答"我是谁""我在哪""我要干什么"

在自我成长体系中，明确自我就是从"成为什么样的人""梦想和目标""做事的原则"三个方面对"我"做出明确定义。

生活中，很少有人会主动地关注自我，从自己的角度对"我"做出明确的定义并能严格遵守，大多数人都会在现实面前随机应变，选择当下看似对自己最有利的选项。殊不知，这样做的结果就是缺少了自己人生的"价值主线"，就很容易因为冲动盲从于不同的思想和观点，让自己在迷茫中摇摆。

而明确自我的目的就是主动对自己提出规范和要求，规划好自我成长的方向和道路，在生活中保持一个稳定的"我"，让自己拥有判断是非的"价值主线"，更坚定地生活。

2.1.1 躲开"成为什么样的人"的几个陷阱

明确自我的核心是明确自己想要成为什么样的人，这样才能在成长之路上保持稳定的"我"。

　　曾经有一个笑话，说的是上帝在创造不同星座的人时，会添加不同比例的特征材料，一不小心某一样放多了，结果这种特征就成为这个星座的人区别于其他星座的人最显著的特征。当然这只是一个笑话，但其中也蕴含着一个道理，即不同的人表现出不同的特征，不同的特征也可以成为区别不同人的依据。

　　同样的，不同类型的人也会表现出不同的品质，我们要成为什么样的人就应该具有这类人的显著品质，如同"符号"一般，长期且稳定地体现在生活中。但对于想成为什么样的人，仍存在几个认识上的"陷阱"，值得我们注意并躲开。

　　陷阱 1：成为什么样的人，就要从事什么职业。

　　小时候，我们都曾被问到过同样的问题："小朋友，长大了想成为一个什么样的人啊？"这个问题与"将来要考什么大学"一样，都是针对我们未来状态的提问，但不同于回答要考什么大学，我们往往对于"长大了想成为什么样的人"这个问题，都回答错误了。

　　当时年幼的我们，回答的基本都是"我要成为科学家""我要成为警察"等答案。之所以会这样回答，一方面是因为当时我们并不能理解科学家、警察是一种职业，而把这个职业的优秀品质用这个职业表达了出来，其实准确地说，自己是想成为具备这样优秀品质的人；另一方面就是每次听到我们的回答后，大人们都会选择哈哈一笑，说这孩子有出息，而没有及时纠正这种影响我们一生的错误认知，反而在言语上的鼓励强化了这种认知，让我们认为想要成为什么样的人，就是要从事这样的职业，将品质与职业画上了等号。

其实，成为什么样的人，是要让自己具备这类人的优秀品质，并不能简单地以为从事特定的职业就一定会具备这些品质。生活中，我们很清楚，无论什么职业，其职业要求都是好的，但对从事这个职业的人，却无法直接通过该职业去评价他们的好坏。如果我们认为从事某个职业就能成为具备同类品质的人，那就本末倒置了。

陷阱 2：成为什么样的人，就是成为别人口中的"谁谁谁"。

生活中，当我们做决定时，少不了他人提出的建议和要求，尤其是父母、领导等，往往出于"为了我们好"的目的，在不了解我们的意愿和面对的情形下，就按照他们的意愿提出了建议或要求。

很多人选择了满足他们的期待而做出了一些不符合自己意愿的决定，就为了成为他们口中"听话的孩子"而不是"叛逆的孩子"，最终变成了完全不是自己想要成为的样子。不知道大家是否想过，即使你活成了别人口中的"谁谁谁"，这样的人生又与你有什么关系呢？

更何况，他们很容易受到不同人的影响，今天看到一个人怎么样就要求我们怎么样，明天看到另一个人怎么样又要求我们怎么样。要知道，我们在有限的时间和精力下，即使拼尽全力也无法一一满足，尤其在这些要求前后矛盾的时候，自己更是会陷入深深的纠结之中，这也导致大量的时间和精力在没有方向的努力中被耗费掉。有一位演员，特别重视网友对他的评价，这个网友建议他这样演，那个网友批评他这样演不好，最后搞得他不知道怎么演了，自己非常痛苦。

其实，身边的人提出"为了我们好"的建议与要求，目的是让我们长大，有能力独立面对未来的生活，在这一点上，我们要领情，但在具体的内容上，我们一定要遵循自己的内心，专注于成为自己想要成为的人，而不是别人口中的"谁谁谁"。可能在一段时间内要承受叛逆的压力，但当坚持取得成果，证明自己已经长大，能够承担起未来的生活时，他们也会对我们的成长表示认可，我们也可以成为自己想要成为的人。

陷阱3：成为什么样的人，就是表面的"人设"。

我是通过娱乐圈的热词"人设崩了"，才理解了一些所谓的"流量明星"将传统剧本内角色的"人物设定"应用到现实生活中，通过包装甚至伪装营造出一个讨喜的形象以谋取经济利益。显然，他们本人与这些"人设"差距过大，"人设崩了"只是早晚的事，但对于我们大多数普通人来讲，是否认为成为什么样的人，也是在生活中塑造这种表面的"人设"呢？

答案是显而易见的，很多人以为塑造好表面"人设"，自己就成为什么样的人了。那些表面上好言好语，背地里却恶语相向的人；那些表面上高贵清纯，背地里却肮脏龌龊的人；那些表面上义正词严，背地里却违法乱纪的人……这些人都在卖弄自己表面的"人设"，以为自己就是什么样的人，但却与真实的自己相去甚远。大家可能都遇到过这样的人，但他们的表面"人设"早晚都会崩塌，那时他们在我们心中的形象也会因此一落千丈。

其实，成为什么样的人，不应该是表面的"人设"，而是要做到表里如一。那么，要如何做到表里如一呢？

表里如一就是思想与行动的统一，即"嘴上说的""实际做的"要与"心里想的"一致。就像电影《穿普拉达的女王》中的主编米兰达，在工作中表现得霸道、蛮横，她看待工作和同事也是如此，显然她就是那样的人。而那些卖弄表面"人设"的人，他们的行为与思想一定是相悖的，即嘴上说的和心里想的一定不一样，就像社会中的骗子，他们嘴上说着为你着想，内心里惦记的还是让你上当，他们就不是表里如一的人。

我们是不是表里如一的人呢？这个问题值得每个人认真思考。但我希望大家都能成为一个表里如一的人，这样才不用担心自己"人设崩了"。

2.1.2　要如何成为自己想成为的人

在理解了以上三个陷阱之后，我们想成为什么样的人，到底应该如何做呢？

其实，人与人的接触，都是从认识对方的形象开始的。生活中我们看到的每一个人都是他们所表现出来的形象，我们的表现也是在将自己的形象展示给别人，并且这个形象会随着彼此接触的深入而逐渐丰富和完整起来。这些形象不是穿着、打扮这些外在的样子，而是在生活中对人、对事所表现出来的表里如一的、稳定的品质特征。

而在社会属性中，每个人都有多重的社会身份，每重社会身份又都会是一个形象。有的人在不同身份下的形象是单一的，如工作中是一个和蔼可亲的领导，家庭中也是一个和蔼可亲的父亲；有的人在不同身份下的形象则是丰富的，如在工作中是要求严厉的领导，对待自己的家人却是温柔体贴的。无论一个人在不同身份下的形象中表现得是单一的还是丰富的，这些形象都反映出了他是一个什么样的人。

所以，我们想要成为什么样的人，就是要在生活中塑造起这类人的形象，在对人、对事中表现出表里如一的品质特征。这就要求我们不能仅仅"嘴上说"，更要用实际行动去践行，要对自己提出明确的要求，并细化到具体的行为上，而不应该泛泛地提出"让自己成为一个好人"这样比较模糊的概念，毕竟概念的范围越宽泛，对行为的约束就越有限。例如，善良的人在生活中会表现出富有同情心、主动帮助弱势群体、从别人的角度去理解别人的难处等品质，如果我们想成为一个善良的人，就要在生活中表现出善良的人所具有的品质，就要在生活中发自内心地包容和理解他人，尽力去帮助身边遇到难处的人，不对他人心存歹念。再如，诚信的人在生活中会表现出实事求是、不说谎骗人、讲信用的品质，如果我们想成为诚实的人，就要在生活中说到做到、信守承诺，真诚地对待身边的人，不口无遮拦地夸大事实或说谎话。

随着社会的发展，我们的生活也在不断发生着变化，自己的形象也不是一成不变的，但在这个动态的过程中，我们要保持整体的稳定，随着变化不断丰富细节。大家可以通过下面的一个例子更好地理解。

　　小 A（化名）是一个善良、有爱心的人，平日里热心公益事业，尤其是对流浪的猫、狗更为上心，她通过收养流浪的猫、狗，给它们绝育、除虫，然后找到适合的领养家庭，救助了很多可怜的流浪猫、狗，在圈子里是公认的爱心人士。

　　而在互联网时代，小 A 为了帮助更多的流浪小动物，在网络上发布了很多领养的信息，本来希望可以获得更多有爱的人的关注，让更多的小动物找到理想的领养家庭，但不曾想，网络上对她的质疑声铺天盖地，质疑她是骗子，质疑她通过小动物牟利，甚至还煞有其事地编造谣言污蔑她。

　　在感受到网络暴力之后，小 A 受到了很大的伤害，一度想要放弃，圈子里了解她的人也来安慰她，劝她要勇敢地反击，不应该承受不白之冤。但小 A 冷静思考后，觉得自己本来就是善良、有爱心的人，救助小动物也是自己的决定，如果因为遭受了网络暴力就放弃，那么就让那些没有爱心的人占了上风，爱心反而中止了，而且，如果自己回怼过去，又与网络上那些污蔑她的人有什么区别呢？

　　想清楚了这些，小 A 决定用自己的方式回应那些质疑者，她在网上开通了直播，讲述她与这些流浪猫、狗的故事，也邀请那些领养者来讲述他们的故事。慢慢地网上质疑的声音少了，都开始鼓励她，还有的人愿意过来帮她一起做这件事，她善良、有爱心的形象也在网络上传播开来。

　　在这个例子中，小 A 在新的环境和变化中保持了自己稳定的形象，最终赢得了大家的认可。

我相信，通过这样的方式，大家可以做到不受外界环境的影响，也无论自己处在什么身份、地位，做着什么样的工作，都能够朝着自己想成为的样子努力前进。

当你决定了自己要成为什么样的人，并能够做到在生活中努力践行时，你会发现自己的生活也会发生很多让人惊喜的改变。

你会减少很多流言蜚语的困扰。生活中，几乎每个人都会陷入各种关于自己的不同声音中，好的、坏的，甚至是各种矛盾的声音一直影响着我们的社会关系，影响着工作和生活的效率。那么，要如何打破别人对我们的怀疑和误解呢？

这里我想请大家思考这样一个例子：一个正常的骰子，随机抛起，落下后就用手捂住，问你朝上的数字是几？另外一个特殊的骰子，六个面都是数字 5，随机抛起，落下后用手捂住，同样问你朝上的数字是几？对于第一个骰子，大家可能在 1 ~ 6 这六个数字中拿不准答案，但对于第二个骰子就会毫不犹豫地答出是 5。

我们在生活中的形象又何尝不是如此，很多人就是因为不明确自己要成为什么样的人，缺少稳定的形象和品质表现，在生活中就会有随机性，就如同第一个骰子，那么将让人难以判断言论的真假，进而对他这个人产生了疑问；而如果一个人明确了自己想要成为什么样的人，并一直在努力践行，那么他就会对外保持一个稳定的形象，就如同第二个骰子，无论别人再听到什么都不会轻易相信。

你还会减少很多做出错误选择的可能。俗话说"条条大路通罗马"，我们在做事的时候总会有很多种选择，但并不是每一个选择都是正确的。明确自己想要成为什么样的人，既是对自己画好了人生的红线和底线，为自己的成长之路加上"护栏"，又让我们果断地排除那些与自己想要成为的人不相符的选择。

很多人都曾受到央视的一系列反腐倡廉纪录片的警醒，在讲述那些因违法乱纪而落马的官员走上违法道路的心路历程时，很多人都谈到自己想做什么样的人、想做什么样的官，但就是在诱惑和利益面前，没有坚守住自己的底线而滑落到违法乱纪的深渊。这就是在提醒我们必须时刻牢记初心，自己想成为什么样的人，时刻坚守自己人生的红线和底线，不可僭越一步。

生活中，虽然我们面对的选择大多数不会触碰到红线和底线，但明确了自己想要成为什么样的人，还是会帮助我们缩小选择的范围。比如对于一个诚实的人，就不会选择用欺骗的语言或行为去达到目的，这就让我们在做出选择时可以快速地放弃某些方法，从而更快地找到适合自己的方法。

2.1.3　梦想和目标记录"人生旅途"

梦想和目标都是人生意义和价值的载体，也是我们在生活中自我实现的具体内容，是明确自我的重点。

如果要通俗易懂地理解梦想和目标，我们可以将梦想视为"人生旅途"的"目的地"，而目标就是到达"目的地"之前的"站点"。可见，由众多短期、中期、长期的目标连接起来自我成长与实现的过程，形成了一条连续的"圆梦之路"，最终通向梦想的"远方"。

那么，我们具体要如何看待梦想和目标呢？

梦想，是经过长期的深思熟虑才能确定下来，并且轻易不会发生改变的远大目标，它将作为我们生活中努力的方向一直引导着我们。从参与程度的角度可以将梦想划分为自我成长的梦想和参与完成的梦想两大类，自我成长的梦想是完全依靠个人不断成长就有可能实现的，如"在某个领域成为顶尖人才""走遍全世界""成为世界首富"等；而参与完成的梦想是不仅需要我们付出努力，也需要他人或全社会共同努力才有可能实现的，如"全面建成小康社会""为世界和平做贡献""为实现共产主义而努力奋斗"等。所以，梦想并不一定是唯一的，每个人都可以为自己设置不止一个梦想，但同时也要切记，梦想不宜过多，要集中有限的时间做好能做成的事。

对于实现梦想，我们要清楚路径不是唯一的。有的人认为要实现梦想，就要让自己生活的全部都尽可能地靠近梦想涉及的领域，甚至觉得如果没有从事与梦想相关的工作，就再也没有机会实现梦想了。其实，实现梦想可以有很多的路径，梦想也并不需要占据生活的全部时间，无论我们从事什么样的职业，过着什么样的生活，都会在生活经历中收获到有助于我们实现梦想的经验，我们要充满信心。

此外，我们要明白实现梦想靠"腿"而不是"嘴"，必须通过实际行动促进自我成长以缩短现实与梦想之间的差距。我们还要明白梦想不是某一时刻做成某件大事就能实现的，而是要依靠日积月累，通过量变累积质变才有可能实现，并且追求梦想的过程"美"过结果，是我们人生没有虚度的最好证明。

目标，就是我们要通过努力达到某种状态的主观期待，如要学会某项技术、达到某个业绩要求、完成某件事等都可以是我们为自己设置的目标。在生活中，我们常常会"抓大放小"，忽视那些看起来"很小"的目标，其实，即使像按时赴约这样的小目标，也能反映出我们对待自己的态度，切不可忽视对"小目标"的努力。

生活中，不是每个人都会有梦想，但一定会有目标。不可否认的是，我们无论是做事，还是接触人，都会带着自己主观的期待，希望达到某种状态，这种期待，可能来自我们主观意识引导的分析和思考，也可能是我们潜意识触发的、在脑海中一闪而过的画面，无论何种期待，都是我们的目标。很多人觉得自己的生活没有目标，往往并不是没有产生期待，而是自己主观上忽视了而已，如果自己能够多加注意，一定会重新找到自己生活的目标。

我们的目标往往是动态的，会随着自己的成长和生活的变化而动态变化，这既要求我们必须提高效率尽早完成当下的目标，又要求我们不必固执于"为了实现目标"而付出大量时间和精力在那些已经不符合需求的目标上。由此可见，我们在设置目标时也要考虑成长和生活的连续性特点，系统地规划和调整自己的目标，显然这是提高自己成长效率的关键一步。

2.1.4　为什么梦想和目标总是很难实现

我们常说"每天叫醒我们起床的不是闹钟，而是梦想"，这句话清楚地表明了当一个人有执着的追求时，这种强大的意愿会成为自己主观的动力来源，给生活带来积极的影响。所以，我认为每个人都应该思考自己的梦想和目标，规划自己对于未来的具体期待，并以此作为生活中指引自我成长的动力，为自己设立明确的生活方向。

确实，生活中我们也会经常谈论梦想和目标，无论是自己经过深思熟虑确定的，还是酒桌饭局中吹牛的，结合着自己所处的情景和当时的想法，我们对自己的未来都会保持一定的期待，既包括工作上的、家庭中的，也包括自己兴趣爱好等方方面面的内容。看似我们的人生多姿多彩，但很多人这些所谓的梦想和目标，最终不是停留在嘴上说说而已，就是半途而废不了了之。

为什么我们的梦想和目标大多难以实现呢？

其实，大多数人都错误地理解了梦想和目标的内涵。大家普遍认为梦想和目标就是"我想做的事"，这一点虽然不假，但我想做的事就都要做吗？都能做得成吗？又要如何做呢？如果自己没有考虑清楚这些就盲目地喊出自己的梦想和目标是什么，最终一定会以失败收场。

此外，很多人对梦想和目标都带着功利性的目的，更看重的是短期利益，而不是长期的价值。一方面看到周围新奇的事物觉得什么都好，什么都想去做，却不知道自己真正想要什么，真正需要什么；另一方面又没有长远的规划，缺乏系统性和连续性，要么浅尝辄止，要么见好就收。对待梦想和目标的不敬重就很难让我们形成与自我成长相适应的梦想和目标体系，最终也就变成了不停地说、不停地食言的局面。

那么，我们应该如何实现自己的梦想和目标呢？

要正确地看待梦想与目标之间的联系。大家要清楚，自己人生的过程，就是在围绕着梦想追求的过程中，通过不断实现目标让自己积累，从而最终到达梦想的"目的地"，成为"期待的我"的过程。所以，明确的梦想，必须为自己明确成长的方向；明确的目标，必须清晰地指明一条通向梦想的前进路径。如果说人生如同登山，那么梦想和目标就是让我们可以远远地望见山顶和一条在脚下延伸出去的路，虽然谁都不知道沿途的情况，但只要沿着这条路一步一步坚持走下去，最终就能到达山顶。而在途中我们以实现"向前再走一公里""绕过这个山坡""坚持到半山腰"等小目标作为心理暗示，让自己能够坚持下去。

充分发挥梦想和目标主观动力源的作用。人本是懒惰的，喜欢坐享其成，而不愿付出辛苦；但人同时又是勤奋的，愿意为自己追求的事物付出所有。这是因为追求本身能够激发自己本能的动力，所以，我们更要随时想想梦想和目标，强化对自己的激励作用。生活中，梦想与目标的激励作用在大家忙于眼前事时并不会产生太大的差别，而当大家闲下来，或者生活中遇到问题或困难时，有没有梦想和目标，将会产生巨大的差别。那些没有梦想和目标的人，一闲下来就会选择休息、放松，碰到问题或困难时更容易逃避和放弃；而有梦想和目标的人，则会因为内心的动力更好地约束自己的行为，闲下来时会更专注于梦想和目标，并为之努力学习而积蓄能量，遇到问题或困难时也会更主动地面对。

2.1.5 不同"时空环境"下的不同选择

生活中，我们常常会信誓旦旦地对自己说"在某种情形下自己一定会如何"，但当这种情况真正发生的时候，我们往往又会做出完全不同的选择，并且总会为自己违反"诺言"找到"情况不同"的理由。那么，影响我们做出不同选择的因素是什么？我们又如何确定自己要怎么做呢？

显然，影响我们做出不同选择的因素是情形发生下的"时空环境"，即在不同的时间和空间环境下，我们会根据现实情况做出更有利的选择，而如果忽视掉"时空环境"一味地坚持自己的想法，那么往往最后的结果是不尽如人意的。

就像大家去医院看急诊，以往的规则是按照挂号的顺序排队就医，看似公平公正，但对于危重病人来讲，时间就是生命，在这样的"时空环境"下，"排队"反倒不是最有利的选择，很多"医闹"事件就是因为"排队"造成的。所以，在医疗改革中，急诊预检分诊制度的引入，改变了传统先来后到的就诊原则，取而代之的是遵循从重到轻、从病情迅速变化到相对稳定的原则来安排患者就诊顺序，优先处理病情较重的病人，这个改变就更加符合急诊的"时空环境"，大大改善了医患关系和医疗机构的效率。

同样的道理，我们在生活中经历到的种种"不顺利"的办事过程，很多都是由于不符合"时空环境"的选择造成的，如果大家都能够像医院急诊的改变这样，做出符合实际情况的选择，相信我们的生活可以变得更加便利。

其实，当我们在特定的"时空环境"下做出选择时，本质上是自己选择了要坚持的原则，即形成了决定自己怎么做的前提和依据，而判断这些前提和依据是根据"时空环境"还是根据自己当时的情绪，将决定最终选择的效果。显然，根据自己的情绪想怎么做就怎么做的人，无法理解自己为什么要这么做，更无法把控这么做所带来的责任与后果，这也是很多人冲动之后受惩罚的根本原因。

明确自己的原则，要考虑自己的身份和所处的位置。由于每个人在社会中都具有不同的社会身份，在遇到的实际情况中，很有可能与我们所处的多个身份和位置都产生联系。例如，一个上市公司的老总对外发表看法，这个看法既代表他个人，也代表企业的态度，甚至还有可能代表背后广大股东的利益，他就要从不同的身份、位置考虑，选择其发表看法的原则来平衡各方利益，而不能仅从个人的角度想说什么就说什么。

运用原则要保持统一性，同时也要注意社会身份与个人身份之间的区别。从社会身份的角度出发，原则的统一性体现在"情形"的统一，即在相同的情况下"对事"要一视同仁，而不会因人而异，如在法律面前人人平等、在市场中符合条件就可以公平竞争等；而从个人角度出发，原则的统一性体现"对人"而不是"对事"上，即对同一个人保持统一的原则，对不同的人有不同的原则，就如同一个朋友找你借钱你会借，而一个陌生人向你借钱你可能就不会借。

完善原则依赖于丰富的社会经验，这也是为什么我们常说，老到的"社会人"为人处事都很成熟的原因。某种"情形"下采用何种原则，自己就可以明确，但在这种情况下采用何种原则更合适，却需要生活中的经历积累才能体会到，这就要求我们要在生活经历中不断调整和完善自己的原则，才能让我们在不同的"情形"下找到合适的应对办法，成熟地处理事情。

2.1.6　此原则非彼"原则"

一提到"原则"，很多人就会想到"公平""公正"等词汇，觉得自己平淡的生活几乎不会涉及原则性的问题，在具体问到自己做事的原则时，他们也会支支吾吾、答非所问。可见，大多数人对"原则"的认识还停留在那些在"大是大非"中坚守的品质上。

其实，我们所说的原则，并非是那个让人觉得高尚但难以企及的"原则"，而仅仅是我们处事的前提和依据，既很普通也很普遍，是每个人在做事时都应该明确的内容。

当然，很多人回答不出自己的原则也是情有可原的，毕竟就算你能够明确回答出自己的原则，你对原则的理解也很可能是错误的。这是为什么呢？

要回答这个问题，我们需要先弄清楚另外一个问题，是先遇事情然后才有原则，还是先确定原则然后再遇到事情呢？如果你觉得应该先确定原则，然后再按照原则处理事情，那么坚守"原则中心论"的你必然会被认为是固执僵化、不近人情的；如果你觉得应该先遇到事情，然后根据事情的实际情况确定自己的原则，那么恭喜你，你将更有机会以合理、高效的方式处理好事情。

大家要明白，原则是针对事情的原则，要有具体的事的"时空环境"，我们才能提出具体的原则，而当我们明确了做具体事情的原则，基本就已经决定了处理事情的方式与方法。处理事情的方法多种多样，而缺少评估的标准将很难比较各个方法之间的优劣势，这也是为什么做选择的难度会远远大于做事情的难度的原因，如果我们已经有了明确的原则，就可以在同一标准下比较不同方案的得失，这将有助于我们有效地排除多余的方案，避免我们在多个方案中纠结和反复。

在这里要特别强调一下原则与"成为什么样的人"所具有的品质之间的区别。

有的人可能会有疑问，明确"成为什么样的人"所具有的品质会对处事方法的选择有约束，明确原则也是对处事方法选择的约束，这两者之间不会重复吗？

其实，两者之间既统一，也有区别。用一个通俗的例子帮助大家理解：高速公路上有护栏，还会有车道，我们最终行驶选择的是车道。明确"成为什么样的人"所具有的品质就类似于高速公路的护栏，"护栏"以外的处事方法都被排除掉，而在"护栏"之内还会有不同的"车道"，即符合所具有品质要求的不同处事方法，这时最终的选择就要依据我们在特定的"时空环境"下明确的原则了。

2.2　既然脱离不了社会，那么请适应它

适应社会是任何一个人都无法回避的问题，也是对自身综合素质的全面考验。

生活中，我们不应该把自己遇到的问题归咎于外部环境，更多的是要从自身寻找原因。毕竟与改变外部环境相比，改变自己更简单，效果也更为明显，这就需要我们找到有效适应社会的方式。

在自我成长体系中，提出了通过全面提升自身综合素质适应社会的逻辑：要以培养核心能力素质系统为基础，在具体的生活经历中形成自己观察和处理问题的方式和培养能思考出处理问题方法的思维，在不断提升眼界和格局的同时，从多个维度分析和把握问题的本质和影响。

我们要结合自身实际主动思考如何更好地适应环境，以形成自己在生活中具体事情上的应对模式，为自我成长营造更好的外部环境。

2.2.1　支撑自己的是"核心能力素质系统"

生活中，大家常说"态度决定一切"，但同时我们也非常清楚，能力素质能够决定态度。有能力，一切都好说；没有能力，即使再积极的态度也是一样的"心虚"。

所以，我们往往会根据自己的能力素质来判断自己是否能够胜任某一件事或达到某一项工作的要求。如果感觉自己缺乏某一方面的知识或专业能力而不能胜任，往往会找出"我是学某专业的，其他专业的内容无法理解""我一直在某领域工作，其他领域的工作经验不足"等借口，进而对这件事或这个工作避而远之。

长此以往，在这种心理的影响下我们就不愿再尝试新的事物，逐渐进入"啃老本"的状态，自我成长也逐渐陷入了缓慢、甚至停滞的状态。显然，这样的想法限制了自我发展，同时那些"跨界者"的成功，也否定了这种想法的正确性。

其实，当我们仅仅因为缺乏某一方面的知识或专业能力就觉得自己无法做某些事时，也同时意味着这些事是自己在短期内就可以做到的。

为什么这么说呢？

这是因为不同的能力素质的重要程度和适用范围不同。核心能力素质系统类似于一个中心球体，外延能力素质就是这个球体向不同方向放射延伸出来的线。之所以可以这么理解，在于外延能力素质除了适用范围和知识不同，其内在的逻辑是统一的，只要我们具备核心能力素质系统，便足以支撑我们通过学习知识和实践快速掌握这些外延能力素质。

所以，我们认为自己所缺乏的某一方面的知识或专业能力，只是向外延伸的线，只要自己的核心能力素质系统，即中心球体没有问题，其他的都是可以在短时间内快速补充的。

由此可见，核心能力素质系统正是支撑我们适应社会的基础。

那么，为什么核心能力素质系统能够起到这么重要的作用呢？这就需要我们从理解自己与社会之间的联系入手。

总体来看，我们与社会之间的联系可以分为两个方面，即与"人"的联系和与"事"的联系，我们能够适应社会，既需要清晰地认知自己与环境的状态，又需要具备为人处事的综合能力，还需要掌握提升自己的方式与方法等。显然，这其中的能力素质需求超越了我们与具体人、具体事的关系，如果我们能够将这些核心能力素质进行系统的梳理和培养，将有助于自己更好地处理与社会之间的联系。

大家可以通过一个例子简单地理解核心能力素质系统是如何促进我们更好适应社会的。毕业生初入职场，如何让职业生涯顺利起步？这是很多人都面对过的问题，也是一个理解核心能力素质系统作用的典型的情形。

我们知道，从毕业到初入职场，我们要经历人生中最重要的一次身份转变：从"学生"变成独立的"社会人"，这其中会面对诸多重要的变化和考验。从自身的角度来看，我们从此要靠自己在社会中独当一面，自己是否从心理和能力上接受了这种变化并做好了准备？而从工作的角度来看，在新的身份和职责下，自己是否迅速适应新角色、新环境、新内容，在工作中体现出自身价值，以及能否与领导和同事之间和谐相处？这些都关系到职业生涯能够顺利起步。

对于形成了核心能力素质系统的人，他不会害怕面对变化和挑战，他会通过有效的方法迅速调整自己。他会从自身的角度认识到自己的能力水平与工作和社会要求之间的差距，敢于面对这种差距，相信自己通过努力可以达到要求，并愿意持续付出努力；他也会从工作的角度迅速熟悉工作环境、内容和流程，接受并适应现有工作环境和氛围，与领导和同事积极沟通、虚心请教，努力赢得大家的信任和认可。显然，这样的人将很快度过初入职场的适应期和转换期，顺利进入职业发展的快车道。

2.2.2　自我独立意识与团队协作意识

理解了核心能力素质系统的作用，那么，核心能力素质系统包含哪些内容呢？

对此，我认为主要包含两个方面的内容，分别对应着自身方面的如何做好应对问题的准备部分，以及与外界产生联系方面的如何让自己与环境更融洽的应对问题部分。通过分析和总结，我提炼出了自身方面的自我认知、自信、勇气和坚持，与外界产生联系方面的认知、适应、沟通和学习八项能力素质，共同组成了核心能力素质系统。

这其中，自我认知、自信、勇气和坚持，是从自身的角度独立应对社会中“人”与“事”的一套逻辑和程序，形成了我们的自我独立意识，使我们可以在不依赖他人的情况下，有主动面对和处理问题的意识。在自我独立意识中，自我认知是基础，充分、准确的自我认知是后续有效应对的前提，而自信决定了做事时的心理基础和起点，勇气决定了敢于开始行动，坚持则是支撑过程、决定结果的关键，这四项核心能力素质构成了从自身方面独立应对问题的闭环，其相互关系如图 2-1 所示。

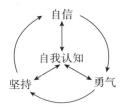

图 2-1　自我认知、自信、勇气和坚持的关系

在生活中，我们对于这四项核心能力素质往往是从性格方面认识的，认为只有这种性格的人才具备这些特征，而自己不具备这种性格，所以缺少某些特征并不能怪自己，从而忽视了自身的培养。其实，这四项核心能力素质与性格有一定的关系，某些性格的人确实会在某一方面有过人的表现，但从本质上来讲，能力素质都可以通过后天培养来提升，只要我们能够重视并愿意付出努力，也可以做到自认为不能达到的状态。

而认知、适应、沟通和学习，是在社会中与他人一起应对"人"与"事"的一套逻辑与程序，形成了我们与他人的团队协作意识，这是在自己不能独立完成的情况下，主动寻求团队合作并能够与他人有效协作处理问题的意识。在团队协作意识中，认知是基础，适应是前提，沟通是团队协作的保障，学习是促进自己与团队共同成长的方法，这四项核心能力素质形成了我们与他人协作应对问题的机制基础。

在社会中，我们必须学会与他人协作，否则是无法适应社会的。包括家庭、工作、社会关系等，少则两个人，多则成百上千人形成一个长期或暂时的团队，彼此之间是协作形成"1+1>2"，还是内耗造成"1+1<2"，将显著地影响整个团队的利益和各成员之间的关系。而影响团队协作的能力素质有很多，但这些往往是核心能力素质之上交叉组合形成的综合能力素质，仍然要以核心能力素质为基础。

由此可见，正是建构在核心能力素质系统之上形成的两套意识，使我们能够有效地应对社会中各式各样的"人"与"事"。接下来，我们将简单地探索每项核心能力素质的内涵。

1. 自我认知

自我认知并不仅仅是对自己感觉好或者不好这种宏观感受，而是对自己的心理状态、身体状态、能力水平及所处环境对自己产生何种影响等细微方面完整的感知。具备自我认知能力素质就如同拥有一部时刻开机的雷达，可以随时将自己的状态、需求反馈给大脑，帮助我们在面对生活中的不同情形时做出最符合自身状态的选择。

但在现实生活中，很少有人会去主动地关注自身的状态，更多的时候是直接考虑面对外界压力时自己该怎么办，这就很容易造成我们的心理与行为与实际情形产生偏差，从而产生了强烈的不适感。例如，我们经常会高估自己的能力，既没做好事情又让自己承受了过大的压力。再如，我们没有合理安排自己的时间，做出了太多承诺，让自己活得很累却感受不到收获；或者我们没有明确目标就盲目行动，做了很多事却不知道为何去做等。这些都是由于缺乏自我认知所造成的。

所以，我们需要特别重视对于自我认知的培养，可以从目前状态、期待状态及实现期待状态的实施路径三个维度保持对自身动态的延续性感知，减少或避免以上那些情况的发生。准确、客观地认识自己的目前状态，我们就可以明确自己能够承受的范围，让我们可以集中精力做好那些力所能及的事情；清晰、明确地认识自己的期望状态，我们的生活就有了方向，就会珍惜时间做更多有利于成长的事情，才能学会对他人觉得麻烦不愿做却给我们添麻烦的事情说不，才能对追求短暂刺激或平淡无奇消磨时间的生活说不，才能对一时兴起、禁不住的诱惑说不；理性、坚定地认识自己实现期望状态的实施路径，我们就能了解自身更多的潜力和可能性，就能更加理解自己行为的目的和意义，从而积累更多的经验和方法。

这里要重点强调实施路径并不是做规划，更不要人为地设计时间节点和量化指标，而是自己从目前状态出发，为了实现期望状态，要从哪些方面努力，尝试哪些方式来实现，明确的是方向和方法，千万不要用一个详细的规划来制约自己，要在实现的过程中不断调整自己，时时刻刻感受自己的变化，让我们在行动中不断地认知自己，发现自己更多的可能性。

自我认知将使我们更清楚自己的定位。一个人在社会中，包括在做事中，最重要的就是清楚自己的定位，准确地把握自己能做什么、不能做什么，能承受什么、不能承受什么，才能让自己做出更好地选择。生活中很多人都羡慕别人，总想着自己也能像别人一样生活，但自己可能不如他人能力强，也可能不具备他人的条件，最后反倒成了"邯郸学步""东施效颦"，如果这些人能够早些通过自我认知明确自己的定位，在不断思考、实践、总结的过程中调整自己，找到适合自己的道路，那么他们就能在"有所不为"之后真正做到"有所为"。

2. 自信

自信不仅仅是表现出对待生活、对待事物的积极态度，更是基于过往人生经历的积累、面向未来的乐观展望。具备自信可以使我们在生活中有效地发挥出自身的潜能，展现出自己的最佳状态。

自信对于我们的作用是不言而喻的，但对于自信的来源，很多人都存在着误解。在生活中，我们既羡慕那些自信的人，羡慕他们冷静淡定、处事不乱，又会对自己不自信的表现感到无奈和无助。有的人认为自信是天性使然，自己就不是自信的"料"；有的人认为自信受性格影响，自己性格腼腆就难以自信；还有的人认为自信要通过做事的成果累积，如果没有成果就很难自信。这些人为自己的不自信找到太多借口，却从来没有理解到自信真正的来源。

我曾与一位要考研的学生关于自信有过如下的交流：

问：对自己考上研究生有信心吗？

答：目前很不自信。

问：打算如何建立自信呢？

答：不断学习、不断做题吧，如果模拟分数能够不断提高，高过往年的分数线，可能会自信些吧，如果一直提高不了，那就不抱希望了。

问：那你觉得什么时候最有自信呢？

她思考了一些，回答说：考上的时候吧。

问：那时候自信还有用吗？

她不再说话，陷入了沉默。

很多人可能都有过类似于这位学生的经历，不论是考试，还是工作，我们对于自己建立自信的过程往往是要看到回报，看到成果。自信本来是为我们实现目标提供动力的，我们却直到实现了目标时才真正自信起来，可那时自信还有用吗？做一件事累积一次自信，那么新的事情到来的时候，我们又要再来一次吗？

其实，自信真正的来源是人生的积累。如果仔细思考，我们会发现自己不自信的原因往往是对未来无法预知的焦虑，如果出现了期待的情况，自己会慢慢自信起来，如果一直在状况外，那么就很难自信起来。此时我们忽略掉的，就是情况虽然无法预知，但我们做事所运用的思维、方式却是不变的，而这些早已在我们过往的经历中积累已久，我们早已"站在了巨人的肩膀上"，为什么不能自信起来呢？

自信是人与生俱来的一种本能，与好奇心相伴相生，共同成长。小时候，我们对外界未知的事物充满了好奇心，也充满了探索的动力，表现出了"无知者无畏"，这是自信的最佳状态。而长大后，随着经历与知识的丰富，我们的好奇心逐渐被平凡且重复的生活所压抑，逐渐忽视了自信的本能。我们都明白在生活中不能感情用事，要理性思考，但如果将理性用在对责任、对利益的"算计"上，而忽视了对自己潜能、对事情发展的考虑，那么我们不仅压抑了自信的本能，也会失去对生活的信心。重新找回对生活、对未来的好奇心，找回自信的本能，运用建立在过往人生经历中积累的经验，让自己自信起来。

自信将让我们拥有更高的起点。我们每次做新的事情不是从零开始，而是以人生积累的自信为起点，思考清楚自己具备的优势和对事情的侧重点，全身心地投入，在"积极地投入→更多地收获→更快地成长→更积极地投入"的良性循环中，将事情做得更漂亮。

3. 勇气

勇气不仅仅是面对困难和危险时的勇往直前、义无反顾，更是在日常生活中的不拖延、不逃避。具备勇气可以让我们对于想做的事、要做的事及时去做、敢于去做，让美好生活从设想变为现实。

在生活中，我们曾对很多事情有过美好的设想，最后因为各种各样的原因都没有去做，如果对这些原因进行归纳，就会发现不外乎两种：要么觉得难，要么自己懒。

我们习惯于设想可能遇到的各种困难，总是希望把一切准备妥当后再开始行动，最后的结果就是人生的很多事情还没有开始就结束了。不知大家是否想过，如果没有迈出第一步，我们所设想遇到的困难根本就没有发生，那么之前所有设想和规划都是空想，所有所谓的准备也都变得毫无意义。只有有勇气开始行动，我们才能真正了解到这些事情真实的模样，也许阻碍自己行动的"假想的困难"没有那么困难，甚至根本就不会发生，我们只是自己吓怕了自己。

我们也习惯于选择从简单、没有压力的事做起，而将复杂的事情往后拖，比如追一档综艺节目和做一份报告，我们肯定优先选择追综艺节目，而将报告拖到截止日期之前才匆忙应付，最后的结果可想而知。其实无论是追综艺节目还是做报告，都是日常普通的事情，但我们仍然会因为懒惰选择将复杂的事情往后拖，如果一直让自己优先选择简单的事，我们将越来越无法承受复杂的事，生活也会变得越来越艰难。我们应该根据实际情况，尽可能地从重要的、自己想做的事情开始，在压力大或疲惫时用简单的事情来放松、调剂，这样我们才能让自己适应不断增加的压力。

其实，无论是畏惧困难，还是自身的懒惰，都是我们缺少勇气的表现，但我们要清楚，生活是实践出来的，不是想象出来的，每个人都需要勇敢地迈出第一步。

勇气是加速成长的催化剂，有勇气去做，我们才能有收获，才能让自己成长，更好地面对未来生活的压力。我们可以通过压力与能力的数学模型来理解勇气对于我们成长的"催化"作用，见表 2-1。

表2-1 压力与能力的数学模型

状态	没有勇气面对压力			有勇气面对压力		
阶段	压力值	能力值	压力超越能力比值	压力值	能力值	压力超越能力比值
1	1	1	0	1	1	0
2	2	1	1	2	1	1
3	3	1	2	3	2	0.5
4	4	1	3	4	3	0.33
5	5	1	4	5	4	0.25
6	6	1	5	6	5	0.2
⋮	⋮	⋮	⋮	⋮	⋮	⋮

从这个模型中我们可以发现，人生所面对的压力会随着年龄的增长和身份的变化不断增加（不同阶段压力值不断增加），如果我们没有勇气面对压力，选择在压力面前逃避，那么自己的能力就不会提升，而增大的压力会让我们的生活变得越来越艰难，自己也会越来越没有勇气（压力超越能力1倍时没有勇气，超越5倍时会更没有勇气）；而如果我们有勇气面对压力，自己的能力会随着克服压力而得到提升，以后面对压力时会更有勇气（压力超越能力1倍时都有勇气克服，超越0.2倍时会更有勇气）。

由此可见，勇气不仅会带来能力的提升，还能让我们在未来的生活中变得更加从容。

4. 坚持

坚持是做成事的必要条件之一，我们知道，坚持不一定成功，但成功一定需要坚持。具备坚持可以使我们在遇到困难或感到乏味时保持专注、不轻易放弃，保留住做成事的可能。爱迪生曾说过，天才是 1% 的灵感加上 99% 的汗水，这 99% 的汗水，就是成功所付出的努力与坚持。

坚持在当今社会变得越来越难。生活中，无论是行业发展还是自己做事，人们越来越推崇"生命周期理论"，我们知道，在生命周期的不同阶段受关注的程度也会有不同的变化，其本质就是"人"对"事"新鲜感的变化，当这种新鲜感变弱，自然而然我们又会被其他事物的新鲜感所吸引，导致一件事进入衰退期，而另一件事进入成长期。随着社会的发展，如今各种事物的生命周期变得越来越短，对一件事新鲜感变弱的速度也越来越快，这导致我们对很多事还没有保持专注和完全投入的时候，就已经转而被其他事物所吸引了，这也就导致我们看似做了很多事，但每件事都坚持不下去，每件事都得不到理想的结果。

造成这种局面虽然有社会快速发展导致新事物层出不穷的原因，但根本上还是在于自己没有坚持追求内心的目标。其实，新鲜感并不是决定我们关注度和投入度的唯一因素，只是我们太渴望成功，总是想着去抓住"风口"。生活中取得成就的人，更多的还是踏踏实实专注于一件事，没有盲目从众于他人或社会的看法，通过日积月累的坚持，最终量变产生质变而实现自己追求的目标，就如同那些几十年如一日磨炼自己技艺的"工匠"们，哪一个不是因为专注与坚持而取得的成就，"工匠精神"就是对坚持最好的诠释。

坚持要有选择。通过观察，我发现我们往往愿意在自己感兴趣或不感兴趣但能带来可预见利益的事情上坚持，而对于那些不感兴趣又不能预见利益的事情，我们就很容易拖延或逃避，难以坚持下去。但不知道大家是否想过，我们是否会因此错过了那些有意义或有价值的机会呢？答案是显而易见的，我们必然会错过，否则根据兴趣和利益选择坚持的我们会比今天更优秀。由此可见，坚持应该有选择，但不应该完全依据自己的兴趣和利益进行选择，而应该从长远发展的角度，坚持那些有利于自我成长的事。

坚持将让我们的成长更完整。我们知道，每一段经历最终收获到的结果才是这段经历最好的反馈，如果半途而废，那么过程中我们的所思所想、所作所为对事情的影响就缺少了客观的评价，就无法为未来提供经过验证的经验和教训，这样的成长将是不完整的。而对于自己想做的事、该做的事坚持下去，不论最终的结果如何，我们都将经历完整的成长过程，对未来产生积极的影响。

5. 认知

认知决定了我们进入并适应外界环境的基础，与自我认知是对自身状态的感知相对应，认知则是对外界环境的感知，两者共同构成了我们的感知系统。具备认知能力素质可以使我们准确地把握外界环境并选择适当的应对方式。

对于认知的内容，我们可以依据自然环境和社会环境进行划分。

对自然环境的认知往往是知识性的，包含对自然界已经存在的事物的客观属性，以及彼此之间作用和影响的客观规律的认知。例如，常温下水是液体，水能灭火等。这些知识是确定的，在特定的条件下会保持特定的结果，我们对自然环境的认知要以学习和掌握这些知识为主。

对社会环境的认知往往是动态的，社会环境相对于自然环境更加复杂，涉及人、事、物等各参与方共同作用的影响，并一直处在动态发展的过程中，我们要对社会环境各参与方的属性、各方行动所产生的影响进行动态的认知。由于社会环境的变化很少具有特定的规律，我们对于社会环境的认知要动态地把握住变化和造成变化的原因。

对外界环境的认知要牢记客观的原则，坚持"所见"即"所得"，不要主观猜测，更不要依赖自己的主观意愿。无论是自然环境还是社会环境，其存在和变化并不以我们的主观意愿为转移，而是受到其内在的客观规律影响，如果真想让事情朝着自己主观意愿的方向发展，那么就应该遵循客观的规律，付出实际的行动去努力推动。就像一个学生想在考试中取得好成绩，他不会因为主观意愿认为老师"判卷松""给高分"就能真的取得好成绩，还是要遵循取得好成绩的客观规律，通过踏踏实实复习去争取好成绩，付出了才会有回报。

但在生活中，我们经常习惯于带入自己的主观情绪，会以"我认为怎么样""我觉得怎么样"等主观的意愿来解释或直接覆盖那些客观的存在与变化，这就造成了我们以自己意愿所产生的行为与实际情况出现了偏差，最终让我们产生了不适感和不好的影响。例如，赶公交末班车时，有时晚到了几分钟，并且已经看到前面开走了一辆车，很多人仍然主观地认为可能末班车还没到，选择继续等待，而不是立即选择其他方式回家。再如，很多人在经历家人离世时，主观上不愿接受事实，会在情绪特别低落时觉得他们仍然如往常一样出现在自己身边，以至于做出一些"傻事"。

显然，做到准确地认知将让我们更加清楚自己的处境，让我们可以基于外界环境中的客观事实和规律，对事情未来可能的发展做出预判，进而更为妥善地处理与外界环境之间的关系。

6. 适应

适应是指在动态变化的外界环境中保持稳定的生活状态。具备适应能力素质可以使我们通过调整自己，与变化的外界环境快速地实现新的平衡，维持内心的归属感和安全感。

在生活中，我们习惯的外界环境发生明显变化的情况越来越多。例如，高考后上大学，可能是很多人第一次离开熟悉的家乡来到陌生的城市；工作中频繁出差，经常会到风土人情、风俗习惯都与以往不同的地方；由于父母工作变动或家庭的原因，可能会举家搬到一个全新的城市中生活；随着生活水平的提高，更多的人会到不同的城市或国外去旅游等。我们接触到明显变化的外界环境的机会越来越多。无论是长期生活，还是短暂停留，无论是去求学、工作，还是去居住、旅行，都需要我们尽快适应外界环境的变化，让自己的生活重新归于稳定。那么，要如何适应外界环境的变化呢？

接受是适应的前提。外界环境的变化是客观的存在，并不会因为我们习惯了当下的生活就不会发生变化，我们也不应该因为外界环境的变化就觉得自己"被针对"。既然变化无可避免，我们就应该坦然地接受外界环境会变化这个事实，不要主观地排斥或与外界环境对立，而是要以此为适应的起点，迅速地调整自己。

适应的核心是找到并克服不适应的来源。我们对社会的适应程度是由内心在外界环境中感受到的归属感和安全感决定的。如果感受到踏实和满足，适应程度就高；而如果感受到紧张和压抑，那么适应程度就低。当外界环境发生变化时，总会有一些事物让我们感到踏实和满足，也会有一些事物让我们感到不适应或有压力，这些事物就是我们不适应的来源，适应的核心就是找到这些暂时无法适应的事物，通过调整自己，让自己与这些事物达成可接受的平衡状态，就可以克服不适应，进而让自己总体适应环境的变化。

适应的最好方式是与外界环境重新达成平衡。我们适应外界环境的变化，可以有三种主要方式：

一是外界环境不变，我们强迫自己去顺应外界环境。在这种方式下，我们将失去自己意愿的表达，完全被动接受外界环境。生活中很多人就是在以这种方式融入外界环境，根本谈不上适应。

二是坚持自己，强迫外界环境中的人、事、物接受并适应我们。这种方式很难发生，外界环境既没有顺从我们而改变的意愿，我们也没有足够的强制力去强迫外界环境改变，最后很有可能是我们被自己孤立，连融入外界环境都变得很难。

三是调整自己，为外界环境注入积极力量，在相互适应中达成新的平衡。在这种方式下，我们在调整自己的同时坚持自己的原则，主动为外界环境注入积极的力量促进外界环境向更好的方向发展，在彼此相互适应、共同成长的情况下达成新的平衡。

显然，第三种方式是最和谐也最有效的方式，不仅能够让我们适应外界环境，还能够让外界环境成为适合我们自我成长的有利环境。

适应将让我们减少外界环境的束缚。很多人无法取得成就，就是因为无法摆脱外界环境对自己的束缚，也可以说是他们对与外界环境的要求太高了、太多了。毛主席能连续七年在闹市中读书而不为所动，现在的学生有一点吵闹就会心烦意乱，显然被外界环境束缚得太多。我们不要总是等一切都符合自己意愿了才能做事，要主动适应外界环境，摆脱外界环境的束缚，找到那些积极的因素推动自己做成事。

7. 沟通

沟通是适应社会最重要的能力素质之一，通过信息交流促进了资源的交换和彼此之间的合作。具备沟通能力素质可以使我们突破个人能力和资源的限制，完成很多自己做不到的事情。

沟通的过程是一个双向信息传递的过程。我们知道，信息传递的简单过程至少包含三个要素：信息、发出方和接收方，即"A"把"信息"告诉"B"。沟通则是双向的信息传递，即不仅"A"把"信息"告诉了"B"，"B"还要在收到"信息"后将反馈的内容告诉"A"，无论是提问，还是交代事情，双方你来我往，才能完成一次有效的沟通。

在沟通的过程中，我习惯将信息的发出方称为"表达者"，接收方称为"倾听者"，而对于传递的信息，我认为包含两部分内容：一部分是主观的情绪和态度，如表情、语气还有肢体动作；另一部分是真正要传递的客观信息。而我们的沟通能力，就体现在沟通过程中不同身份时的技巧和对信息的表达上，这将显著影响沟通质量的高低。

大家都熟悉宰相与船夫的故事：皇帝在船上听见岸边有动物的叫声，就让船夫和宰相分别去看，回来答复皇上关于"动物在哪""是什么动物""在干什么"等连续提问，宰相可以一次回答清楚，而船夫却在每一次提问后都要再去看一次。在这个故事中，皇帝与宰相进行了高质量的沟通，而与船夫的沟通质量就是很低的。

生活中，我们也可以明显感受到与不同人之间沟通质量的高低。对于那些高质量的沟通，"我说什么他懂，他说什么我也理解"，我们会感觉很舒服；而那些低质量的沟通，则很容易让人苦恼和愤怒，"对他说的话，为什么就不理解呢？""一件事要怎么做，说得明明白白，他为什么就做不对呢？"那么要如何提高沟通的质量呢？

沟通的质量本质上就是信息传递的效率，而影响沟通中信息传递的效率主要有两个方面：一是在信息的角度是否掌握了准确信息及有效表达；二是在沟通过程的角度，表达者的表述是否"与问题相关"，倾听者是否"答即所问"。由此可见，影响沟通质量的因素有三个，即信息的准确性、提问的相关性和回答的准确性。

联系这三个因素，对于那些不顺畅的沟通，我们可能会很容易发现是哪些方面出了问题，这时候采取适当的行动，就可以明显地提高沟通的质量。例如向他人交代事情，可以让对方谈谈自己的理解来确认对方是否清楚了；比如在对方回答问题"答非所问"时，可以提醒对方将注意力回到问题上；再如在他人的明显情绪掩盖了主要信息时，可以先安抚对方的情绪，然后主动询问主要信息等，通过恰当的方法就可以明显地提高信息传递的效率，让沟通顺畅起来。

沟通将让我们拥有更多的发展可能。个人的能力和资源是有限的，但与社会中其他人协作则会让自己发展的可能性变得不再有限制，沟通将帮助我们获得那些自身不具备的能力和资源，沟通将让我们在感同身受中积累那些未曾吸取的经验与教训，沟通也将让我们收获那些一路同行的伙伴和团队，这将提高我们成长的机会，拓宽我们发展的道路。

8. 学习

学习是我们在生活中不断积累、不断完善和不断提高自己的过程，是成长最有效的方式。具备学习能力素质可以使我们掌握更多的知识和技能，不断提高自己来应对生活中的各种问题。

很多人认为学习仅仅是在学校或培训机构内接受长期、系统的教育，一旦毕业了就不再需要学习了，这种对学习的狭隘认知将大大地限制个人的成长和发展，我们要明白即使离开了学校，也应该坚持终身学习，不断为未来做好积累和准备。

人们常说"生活是一个大课堂"，生活的方方面面都需要我们学习，也有足够多值得我们学习的内容。无论是工作中改进工作方法、提高工作效率，还是在家庭中成为一个好老公、好父母等，每个人都需要在学习中进步，也要在进步中继续学习。学习不是攀登金字塔，越攀越窄，而应该是织网，越织越宽、越织越密，只有这样，我们才能不断承担起生活中越来越重的责任，让自己的生活质量不断提高。

那么，我们要如何学习呢？

学习的内容要区分知识与技能。知识是事物属性和特征等客观规律，一旦掌握可以直接运用，而技能则是复杂的，需要综合运用多种知识解决特定问题的行为，需要反复练习。对于知识的学习，常识性的知识懂得运用即可，专业性的知识则需要系统学习，掌握其内在的体系结构，不仅要会运用，还要理解其前因后果和相互之间的关联性。对于技能的学习，要先系统地掌握所要用到的知识，然后要结合具体的使用情形不断运用、不断总结以形成自己的运用方式。

学习的过程要具备"知识学习"和"转化实践"两个环节。"知识学习"是理解和掌握的过程，"转化实践"是结合现实情形运用的过程，两者缺一不可。在"知识学习"环节，我们不应该遇到什么学什么或点到为止地单独学习知识点，而应该遵循知识体系的内在逻辑关系系统学习。虽然当下的教育和大家的学习偏向知识点和实用技巧，但"实用主义"应该用在做事中，而不应该在知识学习中，要想举一反三、事半功倍，我们还是要系统学习。在"转化实践"环节，重点是要弄明白用什么、何时用、如何用的问题。我们说知识学习要系统，其目的就是让我们掌握知识与技能能干什么、用到哪里，这样在转化实践环节，我们就可以顺利地将遇到的问题结构化，然后用积累的模块化的知识与技能解决。转化实践的过程通常是从模仿开始，学着别人的样子开始尝试，然后在做的过程中，通过观察→思考→操作→总结→再操作的循环，逐步掌握适合自己的运用方式。

我们要将系统学习和日常学习有效结合。系统学习就类似于在学校时的学习，为了一个目标，系统地安排时间和学习内容并坚持学习，比如我们每周花几个小时时间，以一年为一个周期学习一门语言，或者用半年的时间，每天花上一个小时练习，让自己学会弹钢琴并可以登台表演等，这都属于系统学习。日常学习则不需要系统安排，而是要留意自己的生活，随时将自己需要的、有利于自己发展的内容记忆下来，比如每天上下班路上阅读的新闻，公众号中看到的信息，甚至是偶然听到的路人聊天的内容，只要是有意义的我们都可以吸收为己用。

学习是我们对于未来的积累和准备。很多人觉得学习无用，是因为觉得自己学了那么多，却依然解决不了今天遇到的问题，而让自己留下遗憾，殊不知，如果因为这样就放弃学习，那么明天你还会像今天一样留下遗憾。学习一定不是为了解决今天遇到的问题，"现学现卖"根本来不及；学习是在为未来做积累和准备，因为未来无法预测，我们永远不知道未来会需要什么，所以今天才要努力学习，知识与技能一旦掌握，将跟随我们一生，当未来需要时，我们就可以马上使用，这样才能不让未来留下如今天一样的遗憾。

2.2.3　怎么看，怎么想，怎么办

生活中，那些能够很好适应社会的人，往往都能平衡好自身需求与外界环境之间的关系，他们不会一味地满足自己而不顾及他人的利益，因此，他们普遍都有好人缘。我们也都愿意与他们

一起做事，在与他们相处时可以感到踏实与信任。可见，一个人能否适应社会，从他们的表现，以及从我们与之接触的感受中是可以判断出来的。

那么，我们是不是一个能够适应社会的人呢？如何做才能更好地适应社会呢？显然，我们需要判断自己是否能够平衡好自身需求与外界环境之间的关系。

社会中，人人都渴望自己的利益最大化，即使不能获益，也希望自己的损失最小。在这种普遍的诉求下，意味着自身需求与外界环境之间的平衡应该包含两层意思：一是在满足自身的需求时，也要给外界环境带来积极影响，实现共同受益；二是无法做到共同受益时，要尽可能减小对外界环境的负面影响。

显然，一个能够平衡自身需求与外界环境的关系，并且在此基础上尽可能地满足个人需求的应对模式应该是：通过观察自身需求与外界环境的关系明确要如何看待"利益"，并以此为基础进行权衡，选取最合适的方式处理问题。

这就涉及我们在面对事情时该怎么看、怎么想及怎么办的问题，也就是我们观察和处理问题的方式，理解我们在生活中是如何观察和处理问题就变得尤为重要。

回想自己的生活，我们会发现观察和处理问题的流程大致包含三个环节，即意识到问题，分析问题、思考处理方法，具体解决问题。由于这个过程涉及思维、意识等相互联系却很抽象的概念，为了让大家更好地理解，我们将假设"思维"和"意识"为发挥其作用的"实体"，从信息传递的角度看待这个过程。

于是，我们可以将观察和处理问题的流程大致描述如下：生活中的各种问题，会以一定情形或形态的"表象"呈现出来，感知觉在接收到问题的"表象"后，意识会对是否与我们有关及重要程度做出判断，据此分配我们的注意力，并将处理后的重要信息传递给思维进行决策，产生处理结果后会以指令的形式传递回意识，并由意识控制身体产生相应的语言和行为反馈，用行动处理问题。

对这个过程进行简化，我们可以得到观察和处理问题的一般方式：表象→意识→思维→意识→行动。在其中，"表象→意识→思维"是我们观察问题的方式，"思维→意识→行动"则是我们处理问题的方式。

现实生活中的问题往往更为复杂，这就导致我们实际观察和处理问题的方式要在一般方式的基础上层层嵌套与循环，从而形成更为复杂的方式。而为了更好地理解，我们将仅从一般方式加以说明，大家可以在此基础上自行分析具体的问题。下面，我们将通过一个例子分阶段理解观察和处理问题的一般方式：

例：工作时接到领导的电话，要求将一份重要文件的最终稿送到会议室。

"表象→意识"阶段，是问题引起注意的过程。接到领导的电话，送文件这个问题就引起了我们的注意，而如果是骚扰电话则不会引起注意。生活中，意识就如同"监控"一般，时刻通过感知觉从各种问题呈现的表象中获取信息，只有当识别到与自己相关的重要信息时，才会将注意力集中到这个问题上。

"意识→思维"阶段，是意识将重要信息传递给思维做决策的过程。电话中的"重要文件""最终稿""会议室"就是重要信息，而由谁送、怎么送就不是重要信息，准确传递重要信息才是思维决策的基础。生活中，各种次要信息、无关信息会导致重要信息很难被识别出来，需要我们仔细判断、识别，将真正重要的信息传递给思维。

"思维→意识"阶段，是思维形成决策后将行动指令反馈给意识的过程。找文件、确认最终版、送到会议室就是思维决策出的行动指令，将依据紧急程度传递回意识。思维形成处理思路的过程极其复杂，主要是脑部神经系统的活动，类似于计算机的中央处理器（CPU），是我们对信息的"中央处理器"。

"意识→行动"阶段，是实际处理问题的过程。我们找文件、确认是否最终版、将文件送到会议室就是意识根据行动指令促发产生的具体行动。生活中，我们的行动有时并非完全遵照思维的决策，就像很多该做但不愿做的事都没有做，这个过程意识起到了主导作用，重新决定了如何执行。

从例子中可以看出，意识作为重要信息和行动指令传递的中间环节，发挥着重要的作用，但也有可能因为其关键的作用，使我们偏离了自身需求与外界环境之间的平衡关系，进而导致自己不能很好地适应社会。

这就不得不提到我们的主观情绪倾向性。主观情绪倾向性会依据个人喜好，表现出对不同事物的不同态度，主观上更倾向于接受和选择自己感兴趣的事物，会对意识产生极大的影响，这也是不同人对于同一事物的意识不同的原因之一。

在观察问题的方式中，最重要的是获取信息的客观性和准确性。感知觉获取的信息本身就不完整，意识又会主观"过滤"或"添油加醋"，这将加重信息的片面性，动摇决策的基础。而在处理问题的方式中，意识是否完整及准确地执行了行动指令是正确处理问题的关键，意识会改变行动指令，甚至因为排斥而使我们放弃应该采取的行动，这将直接影响处理问题的效果。

所以，要想让自己观察和处理问题的方式能够更好地发挥作用，就必须在意识层面上约束自己的主观情绪倾向性，这将有益于我们更好地适应社会。

思维是决策中枢，会对输入的信息产生明确的行动指令，生活中我们往往更关注思维输出的结果，而很少关注为何会输出这样的结果，这就使得思维始终如"黑盒"一般。而我们要想让自己在面对不同问题时都能有效处理，就必须从深入理解思维加工和处理信息并形成决策的过程入手，只有解锁思维的"黑盒"，才能有效地锻炼自己的思维能力。

2.2.4 解锁思维的"黑盒"

由于我们主要理解思维如何形成处理问题的方法，所以不去探讨思维的含义，但思维本身是一个抽象的概念，不容易理解，我们可以从思维生理基础的角度，即从神经系统网络结构方面，以通俗易懂的方式理解思维形成解决问题方法的过程。

思维产生于大脑，其生理基础以脑神经系统为主。神经系统的基本单位是神经元，神经元彼此之间通过突触建立联系，以神经介质传递信息。当多个神经元相互连接，信息在其中传递，就构成了神经回路，由于单个神经元不存在信息传递，所以，神经回路是大脑处理信息的基本单位。而神经回路的复杂程度由参与传递信息而相互连接的神经元的数量决定，一个神经元又可以参与到多个神经回路中，这就导致神经回路彼此之间结构复杂，共同组成了神经系统的网络结构。

由此可见，思维对信息的加工和处理就是通过信息在不同的神经回路之间传递而实现的，而思维做出决策的过程也很有可能与神经回路有关。

如果我们假设每一条神经回路对应一个问题的处理方案，那么对于有多个解决方案的问题，对应的神经回路也会不止一条。这样来看，我们做出的最终决策很有可能就是多个神经回路中的一条，也就是众多神经回路中只有一条真正起到了信息加工与处理的作用。

所以，解锁思维的"黑盒"，里面很有可能就是复杂的神经回路网络结构，意识传递的信息进入思维"黑盒"时，很有可能就是进入了与信息相关的神经回路中，而最终的决策就是其中一条真正发挥作用的神经回路做出的。那么，为何这一条神经回路会脱颖而出？这才是我们思维的魅力所在。

由于真实情况不得而知，但我们仍然可以基于已有的研究成果，通过假设模拟来理解思维在神经回路网络中做决策的过程。

我们假设思维决策的过程就是信息"走迷宫"。从目前的研究中已知如下信息：

（1）特定的信息会引起特定神经元兴奋，而不会引起其他神经元兴奋。

（2）信息可以在已经形成的神经回路中传递。

（3）不同的神经回路中，组成神经回路的神经元数目不同。

（4）越活跃的神经回路中神经元的神经纤维越粗壮，信息传递速度越快；越安静的神经回路中的神经元越瘦弱，信息传递速度越慢；长期不使用的神经回路会逐渐消亡。

所以，信息进入思维就如同进入迷宫，会同时向迷宫入口处所有的神经元发出刺激，能够引起兴奋的神经元就类似于路，其他的就是墙；信息在所有可以通行的路上前行，沿着神经回路传递，有的在途中遇见死路（消亡的神经回路）而消失，其他的将在不同的神经回路中以不同的速度传递并行进不同的距离（神经纤维粗壮程度、神经元数目不同），信息将在走迷宫的过程中不断被加工和处理，最后会有一条神经回路上传递的信息最先抵达迷宫的出口。

由此可以得出结论：决策是由信息最先走出迷宫的神经回路决定的，信息也将被这条神经回路加工和处理成最终决策。

基于以上的假设，我们大致可以理解思维决策的过程，而要想让自己尽可能地在面对不同问题时都能有效处理，就应该从神经回路的特征入手，在生活中努力锻炼自己，培养自己能思考出问题处理方法的思维。

2.2.5 培养能够思考出处理问题方法的思维

俗话说"授之以鱼不如授之以渔"，这告诉我们给予人帮助不如给予人自助的方法，但这种方式也仅仅着眼于解决当下的问题，从长远的角度来看，"授之以渔"也不如"授之如何思考出'渔'的思维"。

俗话又说"靠山吃山、靠海吃海"，其实先人们很早就能在不同的环境中依靠自己的智慧找出适应环境的方法，从而促进自身的生存和发展。可见，思考出处理问题方法的思维，并不是某些人独特的"天赋"，每个人都具备表现出这种思维的生理基础。

但在生活中，不同人的表现却大不相同，有的人面对问题可以迅速想出很多有效的处理方法，有的人则抓不住问题的重点，有的人甚至毫无想法。

为什么在同样的生理基础上，不同的人会表现出如此大的差距呢？基于对神经回路的假设和理解，我们可以找到这个问题的答案。

神经回路网络是我们处理问题的"方法集"，问题能否被处理，取决于其是否有对应的神经回路，以及在没有时形成新的神经回路的速度，这就与大脑中神经回路网络的密度和活跃度有关。

那些总能思考出处理问题方法的人，肯定是经常用脑思考的人，他们的神经回路网络密集且活跃，遇到问题后思维可以迅速做出反应；而那些想不出办法或不知所措的人，一般都是很少或不愿意用脑思考的人，他们的神经回路网络稀疏且相对安静，遇到问题后思维就会卡壳。这就类似于开车，行驶在路网密集且宽敞的高速公路上，总会比行驶在路网稀疏且狭窄的街巷道路上更快地到达目的地。

由此可见，我们要培养能够思考出处理问题方法的思维，可以在脑神经系统"基础设施建设"方面付出努力，即通过主动提高用脑思考的频率，提高神经回路网络的密度和活跃度。

俗话说"大脑越用越灵活"，我们要主动思考、勤于思考。生活中，我们不能一面对问题就转而求助他人，而是要放弃将"麻烦"转移给别人的想法，主动面对问题，可以从简单的问题开始自己想办法，逐步过渡到复杂问题，坚持锻炼自己的思维能力。

我们也要结合神经回路的特点培养自己的思维。神经回路的网络结构就如同城市中的路网会随着城市的发展需求有序建设和发展一样，需要我们根据自己成长和生活的需要系统发展。对于要长期重复处理的问题，我们要不断总结经验和方法，使神经回路变短、变活跃；对于那些不会再遇到的问题，我们该忘记就要忘记，使对应的神经回路该消亡就消亡；对于那些在成长之路上必须面对的问题，要提前思考不同情形下的处理方法，形成对应的神经回路以应对未来。

方法是思维的结果，思考是思维的过程，我们要在生活中坚持思考，培养自己能够思考出问题处理方法的思维，这才是未来不论面对什么问题都能有效处理，将问题转化为机遇的坚实基础。

2.2.6　眼界与格局

每个人观察和处理问题的过程是类似的，但不同人的经历、需求和处境不同，又造成了我们观察和处理问题的结果各不相同。这些不同的表现，不仅反映了一个人在生活中的状态，也能反映出其深层次的眼界和格局。

　　大家在生活中经常听到眼界和格局，其究竟是什么呢？

　　眼界是见识的广度和深度。见识的广度指的是了解不同事物的范围，"上知天文，下知地理"就是对见识广度的一种描述；见识的深度指的是对事物的理解程度，"由表及里、由浅入深"是见识深度的发展过程。

　　生活中，大家对于眼界的理解更多集中在见识的广度上，认为眼界就是"见多识广"，觉得自己所掌握知识的范围如"摊大饼"似的越宽广越好，而忽视了对见识深度的发展。其实，见识的广度和深度共同决定了我们的眼界，两者的作用不同，但见识的深度更能影响我们对具体问题的处理。

　　见识的广度有助于识别问题，以及从不同的视角看待和理解问题。俗话说"隔行如隔山"，当缺少某一方面的见识时，即使出现了明显的情形，我们也无法意识到问题的发生，就像电影中经常出现的场景：当特别的现象发生时，一群人愣在原地，只有主角识别出危险大喊一声之后，人群才开始慌乱躲避。而从不同的视角看待和理解问题就如同"当局者迷，旁观者清"，当我们从一个视角无法找到问题的突破口时，不妨从另外的视角重新审视一下问题，也许就会豁然开朗，现在流行的"跨界"就是用见识的广度创造出的新机会。

　　见识的深度则会具体影响问题的处理方式。俗话说"内行看门道，外行看热闹"，对于某一领域的具体问题，只有这个领域"圈子"中的人才能看清问题的内在逻辑，才知道具体且有效的处理方式。往往这些"圈子"都有很专业的"门槛"，只有见识达到了一定的深度，才算具备了进入这个"圈子"并解决问题的资格。

如果见识的深度不够，我们是无法真正有效处理这些问题的。

见识来源于过往的生活经历，会在神经回路网络中形成对应的神经回路。由此可见，我们的眼界将决定自己神经回路网络的范围，进而决定思维做决策时可选择处理方法的范围。

不同的人对于格局的理解有不同的看法，并没有统一的标准，但我所认为的格局，是一个人眼光、胸襟、胆识、责任等心理要素的综合表现，可以理解为在观察和处理具体问题中所体现出的一种状态。

生活中，大家谈论起格局，往往是对心胸、志向、视野等的大小评价。一个人心胸宽广、不记仇，有远大志向，能更全面地看待问题等都会让我们觉得这个人的格局"大"；反之，那些目光短浅、小肚鸡肠、斤斤计较的人则会被认为格局太"小"。

其实，格局并不是那么大的一顶"帽子"，虽然一个人的格局的表现具有稳定性和长期性，但我们并不能仅从一个人在具体的某个问题中的表现就评判一个人的格局，就如同一个被人称赞格局"大"的企业家，也有可能在买菜时因为几毛钱讨价还价一样，在具体的问题上我们可以评价一个人表现出的格局，但不能因此就在所有的问题上都扣上同样的帽子。

真正在乎的"得与失"才是影响一个人格局的关键因素。生活中，经常有人在不同的情形下表现出不同的格局，有时让人很难理解，如果我们了解到他们内心真正在乎的"得与失"，就会理解他们为何有不同的表现。其实，在具体的问题上，计较的越多格局就越小，反之就会表现得大度，格局也会显得"大"。这也在提醒我们，在处理问题时要想清楚自己真正在乎的"得与失"，不要因为一些不重要的得失而失去自己的"大"格局。

格局对我们观察和处理问题方式的影响主要在意识方面，格局所表现出的相对理性对我们的主观情绪倾向性具有强化激励或约束限制的作用，有助于增强意识在观察和处理问题方式中对信息"上行下达"的准确性。

我们分别简单地理解了眼界和格局，那么两者之间又存在什么关系呢？大家常说眼界决定格局，眼界真的能决定格局吗？

大家认为"眼界决定格局"，通常是觉得随着自己知识和见识的增加，眼界会逐渐开阔，我们在观察和处理问题时会更加清楚"是非对错"，进而会表现出更"大"的格局。

这种说法固然有一定的道理，说明了格局形成于自己丰富的经历，但这种说法也存在逻辑上的问题，就如同"物质丰富我们就一定会快乐"的"物质决定论"一样，其前提的假设并不一定能够导致必然的结果。格局作为我们自身心理要素的综合表现，其提升要依赖自己主观方面的提高，而不仅仅是见识的提高，有的人可能会随着眼界开阔提升格局，但同时也有可能因为眼界开阔反倒降低了格局。

所以，我们不能单纯地认为"眼界决定格局"，也不能认为眼界与格局没有关系，而应该辩证地看待两者之间的关系。眼界开阔是客观的现象，当经历丰富、见多识广后眼界自然会开阔；但格局则偏向主观，我们只能说一个人各方面心理要素的综合表现决定了自己格局的上限，他具体表现出的格局却是由自己主观上真正在乎的"得与失"所决定的。

2.2.7　你从多个维度思考问题了吗

生活中，我们观察和处理问题往往是从自身的角度考虑的，而很少从其他维度加以考虑。其实，很多问题并不只有我们会遇到，其产生的原因也并不像我们所见、所想的那么简单，如果我们总是基于自身的资源和能力处理问题，很多时候都会无能为力。

为什么会这样呢？

在社会中，看似是每个人自己做着决定，影响着自己的生活，但当一群人因为共同的利益形成一个群体时，群体的问题就不是个人能够解决的，而再向上到社会的维度时，社会的问题又不是任何一个小群体可以处理的了。

由此可见，我们生活在一个存在着多个维度的社会中，从整体的社会维度，到类似于公司的群体维度，再到我们个人的个体维度，形成了三个不同维度。我们所遇到的问题，也很有可能是社会或群体维度的问题，虽然我们作为个体不得不站在自己的立场上面对这些问题，但一定不要认为自己可以解决这些问题，我们能做的和应该做的，就是基于自己的需求和能力，尽力施加积极的影响。

而要做到这些，首先需要我们理解不同维度存在的特性。

个体存在着个异性。个异性体现出每个人都各不相同、独一无二的特点，无论是个体自身方面的特征，还是在外界环境中的表现，没有任何一种模式可以适用于所有人。个异性造成了人与人在面对相同情形时的不同选择，意味着我们要接受他人与自己不同的选择，这也是社会丰富多彩却无比复杂的根本原因。

　　群体存在着群体性。群体是个体的集合，群体中的个体在保持个异性的同时，也会因为组成群体后表现出共性特征。群体性如同"规则上的规则"，使群体中的个体形成了超越个体的群体意识，会对个体的个异性表达产生一定的约束和限制，甚至或多或少地表现出不同的状态和特征。

　　社会存在着社会性。首先，社会作为最大的群体，其本身具有群体性特征。同时，社会作为所有个体和群体的集合，其作为整体的社会性主要体现社会发展和进步的根本要求，既要尽量保证社会成员的发展需求得到满足，又要在必要时制止或消除影响社会环境和谐稳定的因素。由此可见，社会性更多是作为整体的体现，并不会对社会中的某个个体或群体有太多的倾向性，更多的是基于社会的发展阶段和需求形成的自然选择。

　　简单理解了个体、群体和社会三个维度的特性之后，再去看待自己在生活中遇到的问题，我们会发现这些问题往往涉及不止一个维度，而从不同的维度上看问题产生的原因也有可能不同。

　　显然，当侧重于不同的维度处理这些问题时，就会有不同的选择，也会带来不同的结果和影响，那么我们究竟该如何选择呢？

　　其实，问题的难易并不是重点。相比于有了选项做选择，真正的难点是我们能否从不同的维度准确地看待问题的本质和影响，形成可供选择的选项。如果我们总是从个体的维度看待和分析问题，得到的选项就是片面的，很有可能就会产生负面影响。而如果我们能够跳出自己作为个体这个维度看待问题，从不同的维度综合思考，可能就会为自己带来新的启发，从而找到最妥善的处理方式。

下面，我们将通过一个具体的例子，更深入地理解从不同维度看待问题的本质和影响将会带给我们什么样的变化。

例：工作中，处于上升期的年轻人往往会经历"认为领导能力不足，对领导的高收入表达不满"的阶段。

从个体的维度来看，按劳分配是一个基本的原则，同时也要兼顾工作分工和职责的不同，综合各方面之后再来比较收入的公平性。领导虽然在事务性工作上做得少，但却要对部门整体的效益和发展、对部门成员所有人的工作承担责任，显然其工资高也是理所当然的。

从群体的维度来看，一个公司存在着自己"群体"内部的管理架构，薪酬机制作为群体的规则，既是对公司内部身份与地位的象征和约束，也是对下级员工努力工作向上晋升的激励，想要高收入，多做贡献并升职到更高的职位时自然而然会得到更高的回报。

从社会的维度来看，一个人的收入往往还包含着其承担的社会责任。年轻员工相对来讲社会压力小，照顾好自己就是在对社会和谐稳定做贡献；而领导则不同，他们往往年龄较大，处于上有老下有小的状态，是家里的顶梁柱，也是承担家庭责任和社会责任最重的阶段，就需要有更高的收入来维持其生活的稳定进而促进社会的和谐稳定。

通过从个体、群体和社会三个维度对"收入"问题的分析，我们对于"领导收入高过年轻人"的问题有了更加全面、深入的认识，这就与仅仅从个体的维度看待"收入"与"工作量"觉得不公平截然不同。

我想，综合了多个维度思考的结果便是减少花在关注所谓"公平"上的时间和精力，转而在自己的成长和进步上投入更多。否则就像我们认为"自己比领导强"就可以取代领导的位置，让领导在责任和压力最大的时候失去承担责任和压力的能力，那么可想而知，在未来我们责任和压力最大的时候，也必然会有新的年轻人毫不犹豫地取代我们，很明显，这是谁也不愿意发生的事情吧。

2.3 找到"我为什么这么做"背后的价值标准

价值观的含义是我们在对不同具体事物价值认识的基础上，形成的对事物价值的总的看法和根本观点。

从含义中可以发现价值观具有两层意义：一是价值的尺度和准则，是我们判断事物有无价值及价值大小的评价标准；二是价值取向和追求，我们会将经过选择的特定事物形成一定的价值目标，即在价值尺度和准则之上，自己愿意追求何种价值，这涉及个人的价值选择。

生活中，我们对于自己的价值观往往说不清、道不明，但价值观对于我们做具体事情时的影响却是无法忽视的。就像做一件事，如果我们有明确的目标时，可以又快又好地完成，而缺少目标时，就会犹犹豫豫，不知道自己该做什么和不该做什么。

由此可见，价值观的作用就是在具体的事情中指导我们以自己确定的价值标准为基础，通过价值判断找到明确的价值目标，并在面临价值选择时做出决定。

2.3.1 价值观不是判断"对与错"，而是决定该不该做

生活中，很多人对于价值观的理解存在着误区，他们认为价值观就是自己的是非观，其作用就是判断对与错。所以，他们总是强调何为正确的价值观，认为不同于正确价值观的就是错的。其实，这样的认知本身就偏离了价值观的含义，价值观是个人的，不同的人有不同的价值观是自然的，何来对错之分？我想，这也是造成很多时候不同人之间因为无法相互理解而产生矛盾的本质原因吧。

例如，遇见"流浪汉"在垃圾桶旁捡拾剩下的厨余垃圾时，有的人会觉得他们这样做不卫生、不健康，就认为是错误的行为。但不知这些人是否想过，对于生活存在困难，无力承担一顿正常饭菜的"流浪汉"，能吃到东西活下去就是最有价值的事，根本不会在乎吃的是什么。"流浪汉"认为有价值，而在衣食无忧的我们看来则毫无价值，如果我们因此就认为他们是错的而驱赶他们，很有可能剥夺了他们生存下去的机会，这就是对的吗？

再如，对于有犯罪前科的人重新回到社会，有的人会歧视他们，会因为他们过去所犯下的错误而认为如今他们依然是错的、是毫无价值的。但我们在既不了解这些人"犯错"时是否有难言之隐，也不了解这些人是否经过深刻反思后彻底改正错误的情况下，就绝对地认定这个人是错的，剥夺了那些改正错误的人重新步入社会的机会，这就是对的吗？

每个人都应该好好地思考一下，自己的价值观是不是仅仅用来判断对与错了呢？

　　其实，价值观并不是用来判断对与错，而是指导我们决定该不该做。生活中，很多事情并不能单纯地以对或错来判断，因为站在不同的角度看待问题，会有不一样的结论，但我们却可以根据现实情况，决定自己"该做"还是"不该做"某些行为。

　　就像现在很多漂泊在外的年轻人面临的问题，大城市有更好的收入和更富有的生活，而家中父母年老体弱也需要人照顾，这时候是选择待在大城市赚更多的钱给父母提供更好的生活，还是选择放弃大城市的工作回家陪伴父母。在这个问题上，无论怎么选择都没有对错之分，不同的人也会有不同的选择，如果你认为给父母更好的生活比陪伴更有价值，那么就应该留在大城市；如果你认为回家照顾父母颐养天年是内心最大的幸福，那么选择回家陪伴父母的价值就远远大于收入降低的部分和生活变单调所损失的价值。

　　价值观就是这样指导我们在生活中的实践，该不该做完全取决在当时情境下，自己对于自身的需求和环境的价值判断和选择，这就要求我们要在同一价值标准之下，尽可能全面地考虑事情的方方面面。生活中，总会有一些事看似有价值但不该做，就像在危急情况下死守规定，看似遵守规则有价值，但在特殊的情况下就不该做；也会有一些事情看似无价值却该做，就像医生在告知危重病人病情时会委婉甚至说谎，看似对病人无价值，但却可以让病人更好地度过生命的最后时间，就是该做的。

　　由此可见，该不该做不仅仅是从自身价值的角度考虑，还要从事情各方面对自身价值影响的角度加以考虑，综合各方面的影响做出最终决定，这就需要我们考虑价值的平衡。

但生活中，我们往往是从自身利益最大化的角度来思考和处理问题。大家知道，一件事物是否有价值并不取决于事物本身，而是来源于我们的主观需要，有需要就有价值，没有需要则没有价值。这就导致我们通常会选择对自己有价值的事物，或者在不同事物中选择对自己价值更高的一个，也就是在"两利相权取其重"或"两害相权取其轻"的情况下，更关注眼前问题中自身利益的得失，而忽视了在获取自身利益时对外界环境所带来的影响。显然，这样的选择即使让我们获得了眼前的利益，之后也很有可能使我们不断地付出代价，最终很有可能得不偿失。

其实，我们能够获得的最大价值应该是实现自身与外界环境之间价值平衡的结果，而并不是我们常常认为的"最有效率"或"利益最大化"的结果。我们常说，凡事要讲求"度"，超过这个"度"往往都没有好的结果，追求利益最大化就是超过"度"的选择，而要想避免更严重的负面影响，就要把握好这个"度"。

就如同华为公司在能够做到自给自足的情况下，仍然要坚持购买合作方的配件产品用于生产，并没有选择利益最大化，而是选择将部分利润分给供应链以维持市场竞争的活力，促进自身的长远发展，这就是很好地把握住了价值的"度"；而反观个别公司，则是不断强调利润最大化，虚假宣传、恶意竞争，为了利益无所不用其极，最终破坏了市场环境也得到了亏损和破产的恶果。

企业如此，个人更应如此。我们在考虑自身所追求的价值时，也要看到所处环境继续发展的需求，就像你不能因为自己的业绩突出，就要求公司将奖金全部发给自己，而要看到公司其他岗位对你的支持才让你完成自己的业绩，失去了这些支持，你可以获得的价值也会大打折扣。

懂得什么时候该做或什么时候不该做，懂得平衡自身与外界环境的价值关系，才能让自己有机会获得最大价值，才能让自己在与环境的良性发展中持续收获到价值。

2.3.2 价值观来源于生活，又作用于生活

价值观与生活经历是相互影响、相互促进的关系。

价值观来源于生活。价值观并不是与生俱来的，而是在生活经历中逐渐形成和发展的。当我们的思维体系逐渐形成之后，能够将事物从表象中抽象出概念，才让自己逐渐理解什么是价值，逐渐懂得要如何追求和实现价值，让价值观萌芽并逐渐生长；而当我们独立步入社会之后，在生活经历中实践历练，每段经历的收获和反思都在促进价值观这棵"树苗"生长。所以，有人说"只有真正独立地步入了社会，一个人的价值观才能逐渐形成"是有一定道理的。

价值观会全面影响生活。大家知道，价值观作为自己的"价值标准体系"，影响我们价值判断和选择的全过程，在生活中的具体影响就是会决定我们对待每件事物的态度和行为方式。态度是我们的看法和倾向性，而行为方式则是具体的做法，两者共同决定了我们在面对具体事物时的表现，让我们会对认为值得追求、有价值的事物积极主动，而对于那些不屑于去做、认为没有价值的事物无动于衷。

价值观与生活经历之间相互影响的方式存在着"生活经历→

价值观→生活态度→行为方式→生活经历"的闭环关系，即我们从一段生活经历中收获到的经验与教训会进一步完善和丰富自己的价值观，并影响我们在新的生活经历中的态度和行为方式，这就让价值观和生活经历之间形成了相互影响的循环关系，我们的成长和人生就是在这样的循环中逐步向前的。

由此可见，我们的价值观一直处于动态的调整和变化中，当下的价值观会基于过往生活经历的总结和提炼，对未来生活经历产生影响。这种调整和变化会体现在价值标准、价值判断和选择两个方面，并以新的态度和行为方式具体表现出来。

价值标准一般是稳定的，但在发生重大事件或获得至关重要的信息时也可能发生变化，就像在中华人民共和国成立前，很多有识之士"弃笔从戎"保家卫国，这就是价值标准发生了变化，这种变化的影响是深远的。一般价值观的变化体现在价值判断和选择上，当我们对于事物有了新的认识和理解，对事物"价值"的评价也会发生变化，就会以新的态度和行为方式对待这些事物，就像我们遇到熟悉的朋友时会亲近、友善，对于陌生人则会主动地防备和保护自己，而当与陌生人变得熟悉和了解之后成为朋友，我们也会变得亲近和友善。

价值观对于生活经历的影响是直接的。对于生活中发生的事情，我们会在价值判断后形成自己主观的态度，并由这个态度决定自己具体的行为方式。例如，我们要去火车站乘车，在路上遇到了交通拥堵导致可能赶不上车时，对于是否必须赶上这趟车的价值判断，将导致不同的人有不同的反应。那些必须赶上这趟车的人，会非常着急，并会想尽办法尽快赶往火车站；而那些不是必须乘坐这趟车的人，则会显得很淡定，拿出手机改签或到达车站后从容地改签下一趟列车。

生活中其他的事情也是如此，如果我们仔细分析，总会发现每件事情都有需要自己进行价值判断和选择的关键点，进而影响了我们的态度和后续的行为方式。

有的人会说自己很多时候对于事情都觉得无所谓，自己没有态度，事情怎么发展、有什么影响对于自己来讲都是可以接受的，并没有觉得自己进行了价值的判断和选择。其实，所谓的"没有态度"也是一种态度，觉得自己没有进行价值判断和选择，那是因为价值判断和选择的过程已经在潜意识中完成了，只是自己没有注意到而已。

从价值观与生活之间相互影响的关系，以及我们在生活中常常忽视价值观影响的现实情况来看，如果我们能够重视价值观影响生活的过程，有意识地强化自己想要追求价值在对于事情态度和行为方式上的影响，就可以通过价值观与生活经历之间相互影响的闭环，将自己想要追求的价值增加到价值观的价值标准体系中，从而对自己今后的生活产生更加积极的影响。

2.3.3 从"无感"向"有感"进化

在生活中，我们遇到最多的人就是在没有对事情考虑清楚就盲目行动的人，他们往往是追随感觉或因为冲动就"先做再说""走一步看一步"，虽然价值观在潜意识中的影响会让他们眼前的态度和行为看似合理，但却经常会为之后处理事情埋下隐患，就像那些"求简单、求快"的人，往往要经历返工，反而变得复杂和缓慢了。

也许在简单的事情上，我们这样处理确实也可以顺利完成，但如果事情稍微复杂一些，则往往就会出现意想不到的问题。很多人会说："这样也挺好，毕竟生活中还是简单的事情多。"的确，日常生活中的很多重复发生的事情不用我们动脑，单凭"肌肉反射"就能够处理，但随着年龄的增长，以及社会身份和责任的增多，我们面对的复杂事情会越来越多，如果还是依赖身体的本能反应，那么生活早晚都会失控。

所以，基于对现实生活的考虑，对于引导自己做出选择的价值观，我们还是需要从"无感"向"有感"进化，既要有意识地找到自己在事情中想要获得的真正价值，又要有意识地在做事的过程中强化自己持续追求的价值。

那么我们要如何做呢？

对于找到自己真正想要获得的价值，需要我们用"思考"取代"感觉"。

生活中我们做的事情可以划分为两种类型：一种是自己主动想做的事，就像我想读一本书、想学弹钢琴等；另一种是涉及自己而被动去做的事，就像领导安排的工作、办事要开的证明等。对于主动想做的事，我们往往主观上带有一定的价值目标，但对于为什么要追求这个价值、获得了这个价值之后有什么影响，很少有人会深入地思考，而是跟随自己的感觉或喜好去做，有的人甚至是因为盲目"从众"而确定价值目标。对于被动参与的事，我们更关注的是如何完成这件事，而不是通过这件事自己能够收获到什么价值，很少有人会去考虑自己从做这些事中可以提升哪些价值。

但是，无论是主动想做的事，还是被动参与的事，其本质都是自己的"生活经历"，我们在对待"生活经历"时，都应该在确定的价值目标之上，更加深入地思考自己是否有更深层次的价值目标，以及这些价值目标对于自己的意义和影响，只有想清楚了这些，我们才能明白自己"该不该做"，才能明白自己真正想要的价值是什么。

对于强化自己持续追求的价值，需要我们带着这个价值思考，并且运用这个价值实践。生活经历会影响价值观，所以每一段生活经历都是我们将持续追求的价值"增加"进"价值标准体系"中的机会，我们可以在事前的思考和事中的行动中充分运用这个价值影响自己对待事情的态度和行为方式，并在事后总结这个价值所带来的影响，促进要持续追求的价值在"习惯成自然"中进入自己的"价值标准体系"，对未来的生活产生潜移默化的影响。

2.3.4　心有余而力不足兮

在价值观的影响下，我们会发现真正的价值，但从自身能力的角度来看，自己是否力所能及呢？

生活中，很多美好的事物是每个人都想要的，但却并不是每个人都能通过努力获得的，对于在自己的"价值标准体系"下判断出的最佳选项，我们仍然需要从自己的能力水平角度考虑自己是否能够承担，如果不能承担就要"退而求其次"，选择自己可以承担的选项，否则心有余而力不足的后果就是"竹篮打水一场空"。

而对于那些力所不及的价值目标，我们需要用正确的态度对待。有的人一味地追求所谓的"好"而不考虑自己能否负担得起，这是对不切实际的欲望失控的表现。有的人对那些力所不及而不得不放弃的最佳选项感到懊恼和惋惜，甚至会因此认为自己力所能及的最佳选择没有价值、不值一提，这样的态度将让人一直看到自己失去了什么，而看不到自己收获了什么，时间久了容易让人产生仇视他人和社会的不健康心理。

我们应该明白，力所能及时自己已经做出了当下最佳的价值选择，而对于自己"价值标准体系"下的最佳选项，可以在以后综合能力提升到位后再做选择，不要过于在意一时的得失，只要坚持提高自己，是你的终究会是你的。

在这里我希望大家牢记两句话，一句是"生活给予你的，一定不是你想要的，但一定是你最需要的"，另一句是"如果你的能力足够，你想要的就是你需要的"。这两句话准确地描述出自己"想要的"和生活实际"给予的"之间的关系，即生活不会满足我们的愿望，但却给予我们靠自己的能力和努力去争取的机会，而我们从生活中能够获得的最多只会到自己能力范围和付出程度的上限。

生活中，我们总是期待着美好的结果，这些结果就是自己"想要的"，但它们往往会超越自己的能力范围或付出的努力，不劳而无获，生活必然不会给予我们付出不足或能力不到的东西，但生活又不会让我们失去生存和追求的权利，一定会给予我们在自己能力范围和付出程度之内且当时所必需的东西。而当能力和付出足够获得我们想要的东西的时候，在生活的角度给予我们的也仅仅是我们需要的东西而已，只是此时我们"想要的"已经和生活给予我们"需要的"达到了同一程度。

我希望大家牢记这两句话，就是希望大家能够正确地理解和接受"向往的自由和实际的不自由"，在追求价值目标的道路上更多地将重心放在提高自己的能力而不是价值目标的实现上，依靠自己不断增强的能力在生活的"不自由"中拥有更多"自由"选择的权利，而不是好高骛远，活在想象出来的生活中。

第 ③ 章

看懂成长的过程——
理解"TAGS"模式

成长来源于生活经历中的每件事。

成长的过程基于我们做事的过程，又比做事的过程更加丰富和完整。做事的过程可能随着事情的完结而结束，但成长的过程在不断循环和累积中不曾完结。

我们深入理解成长的过程，才能将自我成长更好地融入到生活中具体的每件事上，这将有助于我们实现更高效的自我成长。

3.1 我们在"做事"中成长

如果要通俗地理解成长，我们可以将自己视为一间"屋子"，成长就如同在"屋子"里增加新的东西，或者对旧的东西进行更新的过程。

成长可以分为主动成长和被动成长。根据如上的理解，主动成长和被动成长所对应的就是"主观上想"和"客观上不经意"改变屋内布局而增加新的东西和调整旧的东西的状态。至于两者的差别，一方面在于发生的改变是否自己所期待的，主动成长更容易满足自己的期待；另一方面则体现在成长的效率上，就像自己收拾屋子总比等待屋子变干净要快一样，主动成长会更有效率。

成长需要以具体的事物为载体，主动成长是自己主动做事，或者在做事过程中更多地为自己的成长考虑；被动成长则是在必须做的事情上自然而然获得的、存在不确定性的成长。

由此可见，"做事"是成长的必要条件，我们要想让自己更好地成长，就需要将成长聚焦到"做事"上来。

3.1.1　成长不是孤立的事

生活中，我们往往将成长与"做事"孤立开来。

我们很少在考虑自己成长的时候想到当下在做的事。大家总是认为成长需要自己专门拿出时间、付出精力做好一些特定的事，才能让自己获得想要的成长，就像有的人想要学东西，如果不专门"报个班""找个好老师"就无法学会一样。他们显然忽视了眼下在做的事是否对自己有帮助、有收获，忽略了每天的生活带给自己的启示和成长。

我们也很少在"做事"的时候想到会给自己带来什么成长。生活中，除了那些自己主动去做的事情，还有很多是自己不想做却不得不做的事，对此很多人只求做完了事，根本不愿意花心思考虑这些事能给自己带来什么收获。事实上，我们做的每件事都会让自己成长，显然那些忽视自己从"做事"中有所收获的人，错失了更高效的主动成长的机会。

由此可见，当我们将成长与"做事"孤立开来的每一天中，自己浪费了多少的时间，又忽视了多少促进成长的机会。

所以，我们需要改变自己的观念，清楚地意识到成长就来源于每天"做事"的过程，并在此基础上，正确看待和处理"做事"与成长之间的关系。

在我看来，"做事"与成长之间的最佳状态应该是以自己的成长需求来决定如何"做事"。当我们具有成长的需求时，自己要在主动成长的意识下做好想做的事，并在做必须做的事情时努力找到和做好与自己成长需求契合或有利的部分；当我们没有特别的成长需求时，自己在做必须做的事情之前思考，或者在做完事情之后反思一下这件事情能给自己带来哪些收获，以此来强化被动成长中自己可能获得的成长。

3.1.2 成长应该是目的而不仅仅是结果

在"做事"中看待成长，我们要避免"唯结果论"的不良影响，更应该将成长视为目的，重视在此过程中如何做好事情而不仅仅是最后的结果。

生活中，很多人都能够正确地看待成长与"做事"之间的关系，也很清楚自己的成长要通过努力"做事"来实现。他们有的人为了达到结果而变得专注，在"做事"中真的付出了努力，最终如愿以偿，这样是好的；但也有的人过于强调自己对于满足成长需求的这个结果，以至于为了达到这个结果而在"做事"中采用了很多不恰当的方式，造成了不必要或得不偿失的结果。

这样的例子数不胜数。就像在身体成长方面，一些女孩子以"瘦"为美，为了"瘦"这个结果，在减肥的路上选择了极端的做法，采用了饮食单一、过度节食、手术"缩胃"等不健康的方式，虽然最终得到了"瘦"这个结果，但也严重损害了身体健康。在心理方面，综合素质成长的例子就更多了，有的人为了让自己显得成熟，刻意伪装、满嘴谎话；有的人为了让自己显得有能力，夸大其词甚至剽窃他人的作品；有的人为了向他人炫耀满足自己的虚荣心，以次充好、虚张声势。无论是身体上，还是心理上的成长需求，这些人做的这些事，看似满足了成长需求的结果，但现实的结果要么是得不偿失，要么是自欺欺人。

由此可见，我们在乎的不应该仅仅是做完事带来的成长结果，更应该是以成长需求为目的、自己不断付出努力实现这个目标的完整过程。

试想一下，如果我们在做事前，能够提醒自己有成长的需求，那么无论是做自己想做的事，还是不得不做的事，我们都会在原有的关注和投入程度上更加积极地面对这件事，更加重视过程中的自我收获。

就像学生一般对班级组织的非娱乐性活动参与性不高，往往都被迫参加，最后活动也会变成走过场、走程序，让人觉得浪费时间。但如果一个学生能够对自己的成长有需求，那么无论是什么类型的活动，对他来讲都是一次获得知识、收获感悟的成长机会，他会更加珍惜而在活动中更加投入，最后也一定会觉得活动很有意义，自己收获满满。

其实，能够改变一个人做事态度和投入度的，可能仅仅是做事前对自己的成长有所要求这么简单。当然，如果能够明确成长的需求，那就以达到具体的需求为目的；如果没有明确的成长需求，那么让自己成长就是目的。

3.1.3　"做事"的过程也是成长的过程

不同的人看待"做事"的过程可能会有不同的理解。有的人认为既然是"做事"，那么只要做就好，于是他们遇到事情之后就马上开始做，走一步看一步；有的人则习惯"兵马未动，粮草先行"，做事之前要仔细思考、认真准备，等一切都妥当了才开始行动；还有的人介于两者之间，既会做准备，也会第一时间开始力所能及的行动，边想边做、边做边想，循序渐进。

其实，大家在生活中会选择何种做事的方式，一方面与事情的紧急程度有关，就像紧急的事情留给我们思考和准备的时间少，不得不选择快速行动；而另一方面则与个人的性格和综合素质有关，就像性子急的人愿意先做再想，而谨慎的人则愿意想清楚、准备妥当了再做。

但无论我们选择何种方式，如果仔细思考，抛开做事的具体情形，单纯从逻辑的角度来看，我们就会发现不同做事方式背后的逻辑其实都是类似的，都要经过"思考→行动→收获"的过程。

这其中，思考是对要做事情的分析，既包括对事情本身的解构，也包括对处理事情方法的判断，是决策的过程；行动是根据思考过程确定的处理方案进行具体实施的过程；收获则是对于行动带来反馈和结果的总结和归纳，即获得成功经验和失败教训的过程。

有的人会说，自己有时候做事并没有经过思考，随手就把事情做了；也有的人会说，有些事做完就做完了，也没有感觉到有什么收获，那么是不是做事的过程就不一定包含"思考→行动→收获"完整的过程呢？

答案显然是否定的。如果我们觉得在一件完整的事情上没有感受这个过程，那么当我们将这件事按步骤分解成更小的事情时，会发现前一件小事的结果是后一件小事的基础，我们必须要根据前一件小事的收获来思考在下一件小事中要如何行动。可见，"做事"一定会经过"思考→行动→收获"这个完整的逻辑过程，而在复杂的事情上，更有可能是"思考→行动→收获"过程的多次循环。

至于为什么有时会感觉不到完整的过程，原因显然在于我们的意识。一方面是自己意识上对于"做事"过程的忽视，使我们没有重视到"思维"与"行为"之间交互的过程；另一方面则是"熟能生巧"后的"思维定式"，尤其是在那些简单的或经常做的事情上，潜意识的惯性作用让我们感受不到强烈的"步骤感"，但事实上已经发生过了，这也是为什么有时候我们在做一些习以为常的事情上会因为没有注意到变化，反而没有做好这件事的原因。

由此可见，"做事"的过程本质上就是我们成长的过程，而"思考→行动→收获"的逻辑也适用于成长。

3.1.4　这么"做事"才能更好地成长

我们知道，有意或不经意　"做事"都会带给自己成长；我们也知道，如果在事前对成长有要求、事中对成长有意识，自己将收获得更多。那么，要如何"做事"才能让自己更好地成长呢？

显然，我们需要增长每件事中对于成长的积累。这种积累不仅在于在"做事"的过程中收获到经验与教训的多少，更在于这些收获有多少能够转化为见识、能力、感悟等并累积于我们自身。只有这样，我们才能更为有效地促进自己的成长。

所以，我们要重视在"收获"环节的总结。做一件事能够有多少收获，决定了可以向自身综合素质转化的成果的"基数"，这个"基数"越大，显然越有利于成长，反之如果没有收获，成长也无从谈起。

很多人认为做事的收获就是最终的结果，而对过程并不重视，但如果将事情细化下去，就会发现每件事都是由更多的"小事"组成的，只有每件"小事"有了结果，最终才会得到这件事的结果，那么这些"小结果"不也应该值得重视吗？

答案是显而易见的。我们要明白，从成长的角度来看，做一件事得到了结果，那么可以获得完整的收获，即使有时候没有得到结果，过程同样是收获。如果是"撞大运"得到了想要的结果，过程中却没有一点收获，显然不如没有结果但过程中经历了各种成功和失败的波折累积的收获多。

此外，我们还需要在事后增加"巩固"的环节，结合过往的经历进行更加深入的抽象和总结，提高"做事"的收获转化为自身综合素质的效率这个"乘数"的影响。显然，基数与乘数的乘积，决定了我们最终的成长，也就是说只有"做事"中的收获充分被自己吸收和掌握，才能真正让成长有效果。

通俗地理解"巩固"环节，就类似于做完一件事后，我们得到的收获是一样"物品"，这个"物品"能否让自己成长，需要与过往积累的这间"屋子"里的"物品"做对比，看看是否有这个"物品"，以及这个"物品"是否能够更新屋中原有的"物品"。

如果这个"物品"是以前没有的，或者可以取代和更新原有"物品"，那么我们就要将这个收获转化为自己的综合素质；如果这个"物品"已经存在了，或者不如自己拥有的，那么我们就可以直接舍弃掉。

　　"巩固"环节并不包含在"做事"的过程中，但却对成长的
效率有巨大的影响，形成了我们在生活中"做事"与"做事"之
间的衔接，也是我们连续成长的必要环节。所以，"思考→行动
→收获→巩固"才是在"做事"过程之上，成长的完整过程。

3.2 成长中的"TAGS"模式

由于思考（Think）、行动（Act）、收获（Gain）、巩固（Strengthen）的英文首字母分别为T、A、G、S，所以我们可以将成长的过程简称为"TAGS"模式。"TAGS"模式从逻辑的角度总结和概括了成长的过程，形成了"思考→行动→收获→巩固"四个循序渐进的必要环节。

这其中，"思考→行动→收获"是与"做事"过程相重合的环节，既是"做事"时有效应对的逻辑和方式，也是成长中获得"成果"的方式；"巩固"是独立于"做事"过程之外、串联起多个"做事"过程的节点，往往嵌套在"收获"和下一次的"思考"之间，既将我们成长中一段段碎片化的"做事"连续起来，形成完整的成长经历，又将我们"做事"的收获再次抽象和归纳，完成成长的更新和进步。

接下来，我们将具体理解各个环节的内涵与意义。

3.2.1　思考、行动、收获和巩固

1. 思考（Think）

思考环节是"做事"的起点。在思考的环节，最重要的就是思考清楚三个问题：自己想要怎么做？为什么要这么做？这么做会产生什么影响？

其中，自己想要怎么做，就是自己想用什么方法处理事情。很多时候我们能够想到的方法并不是唯一的，每种方法也各有优势和劣势，但在冲动的情绪或在本能的条件反射驱使下，我们往往不能做到理性对比不同的方案，而是选择符合自己主观喜好或看似最快处理事情的方法。

而为什么这么做和这么做会产生什么影响，其实就是方法的前因后果，即将"做什么"与"解决什么问题"和"带来什么后果"对应起来。我们知道，事情的发生、发展必有因果，准确把握其中的逻辑关系是妥善处理事情的关键，通过思考这两个问题，能够使不同的方法满足何种需求、如何满足需求及产生何种后果的情况一目了然，有助于自己在理性状态下更好地处理事情。

这三个问题看似简单，但实则反映了自己"做事"的整体逻辑，也是贯穿整个"做事"过程的自我"预演"。很多人"做事"时只能回答出第一个问题，即只清楚自己想要怎么做，但至于为什么要这么做、这么做又会带来什么影响，很少有人认真地思考过，更少的人可以给出清晰的答案，这也是为什么生活中很多人"知其然不知其所以然""做完事就后悔拍大腿"的重要原因之一。如果大家能够做到保持理性地想清楚这三个问题之后再行动，

显然我们将大大减少生活中后悔与遗憾的发生次数。

2. 行动（Act）

行动环节是实施选定方案的过程，在这一环节遵循确定的方案行动显得尤为重要。

很多人虽然在"做事"前也会进行思考，但在行动环节就是控制不住自己情绪的影响，或是一时冲动，或是禁不住诱惑，随意地改变确定的行动内容，导致行动环节的失控，最终使事情朝着自己意料之外的方向发展。所以，遵循确定的方案行动是非常重要的，不管是否会得到我们"预测"中的结果，至少不会糊弄自己。

有的人会问，如果发现自己确定的方案错了，还要坚持行动下去吗？这个问题确实很有必要，显然答案也是否定的。我们说遵循确定的方案行动，是要自己不要轻易地受到情绪和环境的影响而变更行动，并不是要"死守"着方案、抱令守律，一旦发现错了就要立即重新思考。

对于复杂的事情，尤其是那些需要划分步骤去做的事情，虽然我们在思考环节会对不同的步骤进行预测，但要注意将行动限制在当前步骤中，而是否按照原定方案继续执行下一步骤，需要以对当前步骤的结果做出的判断为依据。

3. 收获（Gain）

收获是从"做事"或"做事"的一个步骤中，对行动获得的结果进行判断和总结的过程。收获既是对自己思考与行动环节的验证与反馈，也是对自己成长获得成果的概括和吸收。

从"做事"的角度来看，行动的结果与我们预测的是否一致，可以验证自己在思考环节的三个问题上是否建立了准确的逻辑关系，如果一致，我们可以总结成功的经验，反之则需要吸取失败的教训。

而从成长的角度来看，行动的结果是否符合自己的预测，并不会影响我们获得预期的成果，即逻辑上的准确并不一定带来成果的一致，就像很多时候我们预测错了，结果却是好的。但不管是不是预期成果，这些成果都是自己成长的素材，需要我们认真概括和吸收。

对于需要分步骤执行的复杂事情，我们要根据是否实现预期的成果来决定是否继续下一步骤，如果符合预期，那么继续执行；如果与预期相去甚远，那么即使符合预测，也要回到思考环节重新制订和选择行动方案。

4. 巩固（Strengthen）

巩固是在"做事"之后，将收获与以往相同或类似经历中的收获放到一起，再次进行归纳和总结的过程。

生活中，我们经常遇到的事情大多是类似的，甚至是不断重复出现的，这些事情既有相似的处理逻辑，也表现出不同的情形。如果我们能够重视巩固环节，做到在每次经历之后再次重温，就能在"做事"的积累之上进行二次积累，在熟练掌握处理这些事情的逻辑基础上，灵活应对不同情形，那么我们就能将人生不同经历串联起来，形成完整且动态更新的成长流程，使自己能够在生活中表现得游刃有余，这显然是高效率成长应有的方式和目标。

但是，由于巩固环节独立于"做事"的过程之外，很容易被忽视，很多人也觉得将当下"做事"的收获与以往的经历联系起来是毫无意义、浪费时间的。殊不知，这样的想法导致的结果就是使我们的成长变得重复且低效，一方面会让我们不断收获重复的内容，另一方面则是不断遗忘曾经的收获。

所以，我们应该将巩固环节视为成长必不可少的环节，在每次"做事"之后，主动回忆和联系过往的经历，巩固"做事"的收获向自身综合素质转化的"成果"，让每一件事都不白做，让每一次经历都有意义，不断促进自己成长。

3.2.2　成长就是"做事"的累积

"做事"的过程是"思考→行动→收获"，如果将各个环节英文首字母进行组合，将得到"TAG"，即"便签"。而成长的过程"思考→行动→收获→巩固"各个环节首字母形成的"TAGS"，其中文的含义可以理解为"便签集"，即一张一张便签的集合。

这恰好以一种通俗且有趣的方式描述了成长与"做事"的关系，即成长就是"做事"的累积。

我们可以简单地理解"做事"就是在一张"便签"上记录下自己的思考、行动与收获的过程；而成长对应的便签集就是每一次"做事"形成的便签的累积和汇总，既记录了我们的成长经历，又综合了我们成长的"成果"。

而反过来看，每一次"做事"的"便签"又都是成长这个便签集中的一部分，那么必然每一次"做事"都会受到之前成长积累的影响，又会影响到下一次"做事"。这既体现了部分与整体之间的关系，也反映了整体与部分之间的影响。

由此可见，以"TAGS"模式理解成长的过程，将会改变以往我们聚焦于事情本身的方式，转而从成长的延续性角度看待当下的"做事"，这显然会促进我们在更高效的"做事"中实现更快的成长。

生活中，很多人不自信的原因就是没有将自己的人生视为积累的过程，"做事"时首先感到的是对困难的恐惧，而不是在自己过往的成长经历中寻找类似的经验。

显然，这样的人在生活中不在少数，虽然他们也和其他人一样，经历着足够多"做事"的过程，但却没有像其他人一样，将生活经历活成一道"加法"算式，积累起成长。相比较而言，一个经历再多却没有整合的人，可能远远不如一个经历不多但每次经历都有收获和进步的人更能适应成长和发展的需要。

此外，大家也知道做任何事情都需要付出成本与代价，但付出成本与代价的多少却会因人而异。要想达到同一目标，一个能力更强、资源更好、表现更恰当的人显然要比能力、资源、表现均不好的人所付出的成本和代价小得多，这也就解释了为什么有时候并不是我们付出得越多结果越好，反倒是那些做得更恰当的人得到好的结果。

俗话说"九层之台，起于垒土"，成长需要在不断"做事"中累积，理解、掌握并充分运用"TAGS"模式将让我们充分发挥"人生积累"的作用，使自己能够把握恰当的"做事"节奏，做到见招拆招、不乱方寸，努力顺应环境变化和事情发展的内在规律，推动事情向积极的、符合自己期待的方向发展。

3.2.3　形成"整体性思维"

生活中，很多人对于"做事"的理解，就是单纯地完成"事"，或者简单地达到想要的目标。所以，他们在"做事"时很少会考虑自己的行为是否妥当、合适，以及结果是否会对以后带来不必要的麻烦和影响。

虽然在大多数时间里，这样"做事"也能带来想要的结果，同时也没有产生不必要的麻烦，但如果长期以这样的方式"做事"，则很容易给以后留下隐患，早晚会引起不必要的麻烦而"误事"。例如，有的人出差中途需要转车，在确定第二段行程时没有考虑到前段行程可能延误等突发情况，预留的时间较短，就很有可能因为各种各样的原因赶不上车，或者不得不在第二段行程中匆匆忙忙。

其实，类似的情况在每个人的生活中都曾出现过，而产生这种情况最主要的原因就是我们习惯了就事论事，习惯了只重视解决眼前的问题，而缺少将事情放到生活的整体中考虑的思维和意识。哪怕我们只是继续思考一下"事情的结果会带来什么影响"等问题，就有可能避免类似的情况发生，或者在突发情况出现时能够迅速想出应对方案。

有的人可能会问，如果能够在生活的整体中思考事情或做准备，考虑那么多往往用不到，不是很麻烦吗？形成"整体性思维"真的有必要吗？的确，突发情况很少发生，可一旦发生，往往让我们措手不及，这样付出的代价可能远远高于"防患于未然"的准备。

另外，我们从成长的角度来看，如果能够运用"整体性思维"思考，充分考虑到各种可能的情形，即使这些情况没有发生，思考的过程本身不也是在对我们的思维和能力进行锻炼吗？如果我们能够形成这样的习惯，那么不也会明显提高自己在生活中的容错率，让自己受用终生吗？

由此可见，我们应该重视"整体性思维"的培养，并使其对我们的生活产生更加深远的影响。

而运用"TAGS"模式有助于我们形成"整体性思维"。

"TAGS"模式既会将"做事"的收获与以前相同或类似的经历相结合，形成具有更广泛适用性的经验和方法；又能够在下一次思考中充分考虑和运用过往经验的指导，及时发现问题、把握问题和解决问题。这就使我们在每次"做事"时都会从整体的角度来思考清楚这件事与其他可能产生关联的事情之间的关系与影响，然后在平衡各方面影响之后选择出最合适的方案开始实施。如果这种方式逐渐成为习惯，那么随着积累的增加，我们的"整体性思维"也会逐渐形成。

3.2.4　实现"做事"与成长的价值重合

生活中，很多人都会出现"力不从心"或"心有余而力不足"的情况。如果仔细思考，我们就会发现这种情况的背后很有可能是因为"做事"与成长出现了价值追求不一致，才会造成自己无法全身心投入的结果。

例如，在不得不做的事情上，我们往往只考虑将其尽快完事，而几乎不会去考虑这件事是否有利于满足自己成长的价值需求；再如，在追求自己成长的价值需求而主动"做事"时，我们又很容易只专注于自己，而忽略掉"做事"中其他相关方的价值需求，从而导致损害了他人利益的情形发生而不自知，进而影响自己的成长。

对于成长的价值追求是我们做事的动力，而对于"做事"中的价值追求又是我们成长的基础，如果两者无法重合，就类似于要我们同时向两个方向奔跑，结果可想而知。

由此可见，让"做事"与成长的价值相重合是多么重要的事。

在"TAGS"模式下，"做事"与成长是相互统一、相辅相成的，显然有助于实现"做事"与成长价值目标的有机结合和统一。

我们会在"做事"的同时主动考虑自己的成长，不会再因为纠结于事情是不是自己想做的，就选择性地忽略自己的成长，而是会将任何"做事"都视为自己成长的机会，努力在追求"做事"价值的同时，找到并收获自己成长的价值。

我们也会在考虑自己成长时更愿意将事情做好，不会再因为刻意在乎自己能否收获成长价值这个结果，就不考虑他人的感受和得失，而是会从整体的角度考虑各方价值的平衡，在此基础上尽力实现对自己成长价值的追求。

当我们能够让"做事"与成长的价值重合时，我们会更加清楚自己在追求什么、能够获得什么，更能全身心地投入到"做事"中；我们能够减少直至消除在"做事"过程中因为琐事或情绪的影响而纠结于细节不放、因为核心目标不清楚而"丢了西瓜捡芝麻"、因为在乎所谓的"尊严""面子"而受不得一点委屈和辛苦等的情况发生；我们也将更有机会实现在"做事"中有效成长、在成长中高效"做事"的目标。

第④章

最好的就是找到
适合自己的

高效的自我成长需要我们找到适合自己的
自我成长方式，就是依据自身需求灵活运用有
效的自我成长方式。

我们可以在深入理解和掌握有效的自我成
长方式的基础上，结合自身需求、有侧重点地
在生活中促进自我高效成长，形成真正带有个
性化标签的自我成长方式。

4.1 认清"真实的我"，明确"期待的我"

高效自我成长是一个美好期望，离不开认清当下"真实的我"这个前提。我们要透过生活的表象，看清生活背后那个"我"真正的模样，这样才能准确把握自己有哪些优点，又有哪些缺点，这将有助于自己更好地规划未来的成长之路。

而"期待的我"作为自己成长的目标体系，是我们按照自己的意愿描绘出的清晰的未来的自己，这既是一种展望，更是对自己的鼓舞和激励。以"当下的我"为自我成长的起点，"期待的我"为要达到的终点，显然这两者之间的差距就是自我成长的路径，我们要通过努力缩短差距，早日让自己变成"期待的我"。

那么，就让我们走近"自我"，开始高效自我成长。

4.1.1 何为"自我"

自我是心理学中的概念，强调个体存在的状态，包括自己的生理状态、心理状态及社会状态等涉及自己的方方面面。这其中，生理状态主要是指自己的身体状态，既包括客观的生理结构，如身高、体重、容貌等，也包括感知觉的状态，如痛苦、饥饿、疲倦等；心理状态是在生理状态之上形成自己主观的状态，包括感知觉引起的情绪、态度，个人偏好决定的兴趣、爱好，通过实践获得的知识、能力、理想信念等；而社会状态主要是指由社会关系中的身份、地位所带来的与他人之间关系的状态。

心理学中，对于"自我"的研究经历过几盛几衰，形成了很多流派。我选取了自己比较认可的三个"观点"简单介绍，帮助大家更好地理解"自我"。

1. 本我、超我与自我

精神分析学派的创始人弗洛伊德认为每个人都存在着三个"我"，即本我、超我和自我。本我是人的生物性本能，只知追求快乐和欲望的满足；超我是道德的"我"，会以内化的社会道德为原则，与本我对立；而自我是理性的"我"，在本我和超我之间寻求平衡，对个体的最终表现起到决定性作用。通俗地理解三个"我"，本我是"我想怎么做"，超我是"我该怎么做"，而自我就是"我决定怎么做"。

按照弗洛伊德的观点，我们所表现出的状态是在欲望和道德之间平衡后的结果，这个过程类似于法庭裁决，双方提供证据，最终形成自己要如何表现的裁决结果，在现实生活中更多表现为妥协。

2. "主体我"和"客体我"

美国心理学家米德将自我分成"主体我"和"客体我"，即要区别"I"和"Me"。主体我是个人对自己现实状态的看法，具有主观色彩，而客体我是他人对自己现实状态的看法，会成为自己看待自己的客观参照物。通俗地理解主体我和客体我，就类似于我们照镜子，脸上有脏东西自己不知道，但可以通过镜子看到。

根据米德的观点，我们就可以理解为什么有时"自己眼中的自己"与"他人眼中的自己"会存在这巨大的差别。每个人的主观性可以欺骗自己，但无法欺骗他人的客观性，即我们不能认为仅仅依赖主观来认知自我，还需要了解他人眼中的自己来补充和完善对于自我的认知，追求主客体"我"之间的平衡和一致才能有助于自我发展。

3. "现实自我"和"理想自我"

人本主义代表人物罗杰斯认为存在"现实自我"和"理想自我"，现实自我是强调对自己已存在状态的感知，而理想自我是自己期待达到的"自我"的状态。每个人都需要清楚"现实自我"与"理想自我"，如果两者之间的不一致性过大就容易让人产生心理问题。

本书中强调自我成长的目标体系是实现"期待的我"，就是遵循罗杰斯的观点，让大家在认清"现实的我"的基础之上，明确具有一致性的"理想的我"，并通过将自我成长体系融入成长的过程中的具体事物上促进高效的自我成长，最终让"理想的我"
变成未来"现实的我"。

　　以上这些观点，分别从不同的角度对"自我"的内涵和意义
进行了阐释，有助于我们从自身的角度更好地认识和把握自我。
但无论从何种角度理解，"自我"都不会脱离自己而独立存在，
这就要求我们要在生活中形成和增强自我意识，才能更好地认清
"真实的我"，更好地理解和处理自我与生活之间的关系。
　　自我意识是对个体存在状态的主观感受和认识，包括"现实
的我"已存在状态、"理想的我"应有状态及从"现实的我"到"理
想的我"要如何实现三个方面。
　　具体来看，自我意识包含着三个层次，即自我认知、自我评
价和自我控制。自我认知是对自身状态全面且准确把握，来源于
感知觉的第一手信息，就像感觉自己胃痛；自我评价是对自身状
态体验的主观看法，就像对于胃痛自己觉得严重不严重，能否坚
持；而自我控制是对自身状态的反馈和调整，就像胃痛之后决定
喝点热水还是去医院检查。
　　自我在各个方面所呈现出来的状态是客观的，但我们的自我
意识对于自身状态的认知、评价和控制却是主观的，这就造成了
由于自己主观感受与客观现实出现偏差而导致自己"认为的我"
与"真实的我"不一致的局面。有的人缺少自我意识，主观上忽
视自我的状态和变化而对"真实的自我"浑然不自知，就像那些
生活中缺少主见的人，遇到事人云亦云；有的人自我意识过于主
观，自己觉得如何就认为真的如何，就像那些背地里贪赃枉法、

表面上义正词严的贪官，他们真的以为自己是好官。这些都是无法认清"真实的我"的原因。

而我们要想认清真实的"自我"，需要在客观的基础上形成和增强自我意识，并尝试控制自我意识的主观性，努力消除"认为的我"与"真实的我"之间的不一致。

其实，每个人对于"认为的我"与"真实的我"之间是否一致都会有直观的感受，只是在不一致的时候习惯于为自己的表现找借口，如果在这个时候能够认真思考，找到促使自己这么做的深层次原因，那么就可以顺着这个原因客观地认知"真实的我"。

那么，我们要如何认清生活中"真实的我"呢？

4.1.2 自己所认为的"我"是"真实的我"吗

每个人都会对自己有一定的认识，在自认为的情况下会为自己描述出一个样子，但不知道你是否有想过，我们真的就是自己所认为的那个样子吗？如果那个不是"真实的我"，"真实的我"又是什么样子呢？我们又该如何认清"真实的我"呢？

其实，生活是一面镜子，会反射出生活背后"真实的我"。

生活中，我们会通过言谈举止、处事方式形成一个形象来向他人展现"自我"，但这个形象并不会时时刻刻展现出"真实的我"。毕竟在复杂的社会人际关系中，我们要顾及自己的利益和他人的感受，很多时候需要隐藏起"真实的我"，在对应的场合中说着合适的话、表现出合适的行为，而在自己的心中可能会有不一样的看法和想法。

当自己表现出的形象与内心"真实的我"一致时，我们会感受到内心的平和与踏实，这时生活这面镜子会反射出"真实的我"；而当自己表现出的形象与内心"真实的我"不一致时，我们会听到内心中有不一样的声音和想法，也会感到内心的波澜与焦虑，这时与生活这面镜子中形象相反的可能才是"真实的我"。

由此可见，我们要想认清"真实的我"，不仅要关注自己在生活中的形象，更要倾听自己内心真实的声音，这样才能够准确地找到隐藏在生活表象之下的"真实的我"。

我想，可能每个人都曾有过这样的体会：在夜深人静的时候，一个人在安静的环境中心境会逐渐平静，我们会感受到来自内心的声音在讲述着自己对一些事情最真实的想法。这个声音是我们放下一切身份、地位、财富等"身外之物"之后"真实的我"的声音，在联想到自己生活中现实的表现，我们可能会为自己的坚持和坚守感动，也可能会为自己的虚伪或逃避感到懊悔。无论心中"声音"带给自己何种情绪，总是能让自己看到"真实的我"的模样。

大家知道，生活中对于自己最重要的就是真实，我们可以用伪装的形象去应付他人，但却不应该对自己也不真实。很多人习惯于在他人面前伪装，但伪装久了就认为这是"真实的我"了，这就大错特错，我们需要认识到并接受自己并不完美、并不强大的现实，对自己真实，才能让自己做到有的放矢、迅速成长。

此外，我们还要重视他人眼中的"我"。他人眼中的"我"作为"客体我"，是我们认清"真实的我"的重要客观参照物，可以有效避免自己的主观影响。很多人会说，他人眼中的"我"

往往与自己认为的"我"不一致，这样片面的看法真的有参考意义吗？其实，他人眼中的"我"并不仅仅是一个评价，还包括产生这种评价的我们客观的行为表现，虽然评价一个人不一定准确，我们也不提倡，但在具体的事情上对于一个人行为表现的感受和看法则往往是准确的反馈，这些反馈基于客观事实，来源于不同视角，当然具有重要的参考意义。

他人眼中的"我"和自己认为的"我"就类似于淘宝的买家秀与卖家秀的区别。我们在自我意识中会尽可能地修饰和美化自我，尽可能地扬长避短，所以"看到"的自我就如同"上镜的模特且修饰过图片"的卖家秀，而他人眼中的"我"则更加全面且真实，长处与短处都一览无余，更像"普通人、随便拍"的买家秀，虽然让我们觉得不同且经常难以接受，但如果不能多角度、全面地看待"自我"，我们又如何能够准确地认清"真实的自我"呢？

自己能否认清"真实的我"，还与我们对待生活的态度有关。如果对自己当下的生活状态感到满意，很少有人愿意花心思去更好地了解自己；而如果对当下的生活状态不满意，我们才会愿意花更多的时间审视自己哪里出现了问题、出现了什么问题。

由此可见，自己对当下生活状态的满意程度与对于"自我"的认识程度是成反比的，所以很多人说"安逸使人颓废"是有一定道理的。在安逸稳定的生活状态中，我们只能认识到一种状态的"自我"，这也就导致我们往往难以看到"真实的我"且存在着明显的滞后性。

4.1.3　勾勒"期待的我"的画像

对于自我成长，我们应该知道所谓的"成长"是一个动态的比较概念，只有将成长的初始状态与最终状态相比较，才能感受到成长是否发生、发生了多少。而我们通过认识自我、认清自我在生活中真实的状态，既是认识过去自我成长的"终点"，也是认识未来自我成长的"起点"。

对于自我在过去已经获得的成长，作为已经发生的事实，我们可以通过比较当下自我的状态和过去某一时点上自我的状态，就可以准确地把握自己有何成长、成长了多少，做到有迹可循；而对于自我未来会如何成长，在一切没有发生的情况下，谁也无法给出准确的描述，但这也为每个人的自我成长留下了无限可能。

所以，从这一点来看，我们完全可以对自己的未来充满期待，按照自己的意愿勾勒出"期待的我"的画像，并以此为目标，努力找到适合自己的自我成长方式，促进自我高效成长，说不定在未来的某一个时点上，我们就可以成长到"期待的我"的状态。

但要如何勾勒"期待的我"的画像呢？我们可以通过观察和分析过去的自我成长找到答案。

我们不妨回首五年前，以当时的自己作为自我成长的初始状态，与当下认识到的自己做比较，看看这五年来自己究竟发生了哪些变化，以及这些变化又有多大。

有的人可能会问，为什么是五年，而不是三年、八年这样更短或更长的时间跨度呢？其实，五年是人生中一个重要的时间跨度，大多数人在五年之中往往会至少发生一次人生阶段的跨越，进入人生新的阶段，在很多事情上也会完整经历从适应到成熟、从准备到收获的阶段，更具有参考的意义。就像有的人可能从刚刚踏入大学校门到今天在社会上独当一面，有的人可能从刚刚体会恋爱的美好到今天感受初为父母的滋味，有的人可能从初入职场的懵懂胆怯到今天在领导岗位上的自信大方……相比较而言，两三年的时间更短，可能变化并不明显，而八年、十年的时间更长、跨度更大，人生的变数又太大，直接比较的价值不大。

至于五年中自己发生的变化，显然不会有人记得自己每一天的经历，但总会记起那些引导我们逐渐变化到今天的"自我"、带给我们明显成长的"关键事件"，这些"关键事件"就如同一颗颗珍珠，被时间这条线串起，形成了自己变化与成长的轨迹。

如果从整体的角度回放自己的成长过程，我们会发现时间带来的改变是量变累积成质变的过程。那些被记住的关键事件正是当时的自己连续定下的一系列小目标，我们正是通过积累不断付出努力，实现了一个又一个小目标，如此反复，才一步一步成长为当下的"我"。

由此可见，我们要勾勒"期待的我"的画像，一定要以"现实的我"为基础、为"起点"，在此基础之上主观明确未来的自己在某些具体方面要达到的状态，并且一定要清楚在向着"期待的我"的方向上自己当下需要迈出的第一步是什么，而不能将对于所有美好的幻想直接作为"期待的我"，毕竟"期待的我"是我们要努力实现的目标，而不是白日做梦般的空想。

显然，时间一去不复返，不管你是否接受自己过去的五年，谁都无法重新来过，但站在未来自我成长的"起点"上，让接下来的五年，甚至接下来的人生能不能做得更好，决定权依然掌握在每个人自己的手上。要知道等待不会带来改变，抱怨也不会带来好运，我们唯有放下对过去的遗憾和不满，将明天视为新的开始，以积极的态度面对未来，真正遵从自己的意愿活着，才能收获自己精彩的人生。

4.2　重塑自我成长的"顶层设计"

自我成长体系是每个人生活和成长的"指南"。

在明确了自我成长目标体系的基础上，我们要从"顶层设计"的角度，重塑自己的自我成长体系，从自我、社会和价值观三个方面形成专属于自己指导生活和成长的说明书，将生活的主动权牢牢掌握在自己手中。

无论是明确自我、适应社会，还是塑造自己的价值观，都需要把握住各个方面的特点，有针对性地应用一些有效的方式，才能够取得很好的效果，并且我们也需要根据自己的生活实际，不断探索适合自己的且更为有效的方式。

4.2.1　不可忽视内心的那些"感动"

在社会快速发展和压力与日俱增的双重影响下，我们很容易在生活中迷失自我。这就让明确自我变得尤为重要，明确自己想要成为什么样的人、想要追求什么梦想和目标、在做事时要坚持什么原则，就是让自己时刻明确且把握住生活和人生的方向，在压力下保持独立意识，用冷静的思考代替冲动的行动，坚持走在正确的道路上。

那么，要如何找到那些符合内心真正意愿的内容呢？

大家都知道，我们的主观情绪倾向性会促使自己去做那些能让内心获得满足感、幸福感和成就感的事情，而自发地远离那些自己厌恶、恐惧和不安的事情。由此可见，我们可以通过关注自己的情绪反应，进一步探索内心的真实感受，找到那些真正符合自己内心意愿和期待的内容，以此为基础明确自我。

生活中，我们的内心时不时就会被"感动"。无论是自己与内心对话时描述的，还是在现实生活中真实遇到的，总会有一些相同或类似的情形或形象带给我们直观的情绪反应。找出那些能够触动心灵、引发内心深处"感动"的情形或形象，通过关注、归纳和总结，可以逐步丰富到明确自我的三个方面中。

就像观看庆祝中华人民共和国成立 70 周年阅兵式，看到威武雄壮的人民解放军整齐地通过天安门广场，我们的内心除了有自豪和骄傲、深感祖国强大的感受，也一定会对人民子弟兵充满敬佩之情。"阅兵"的情形、"军人"的形象就是内心深处的"感动"，我们就可以将"当兵"明确为自己的目标。当然，大多数人可能没有机会真正成为一名军人，但却可以明确自己在生活中成为像军人一样的人，严格约束自己的行为，按照军人的要求和特征生活。

随着对明确自我内容的逐渐清晰，我们在生活中践行这些内容时，要重视发挥榜样的力量。由于人在环境中的学习和成长往往是从模仿开始的，树立榜样既是激励自己的动力，也是学习的参考。正是有了榜样的存在，我们才能在面对困难时，内心依旧充满力量而义无反顾，这就是榜样的力量。

在这里要重点强调一下，生活中的榜样不是大家追星时的偶像，而是那些我们听到、见到，甚至是身边值得敬佩和学习的人。例如，下雨天为未带伞母子用外衣挡雨的外卖小哥，拯救受伤流浪狗的朋友，扎根于偏远地区支教的志愿者等引起我们内心强烈共鸣的人，他们都是我们在生活中的榜样，都有值得学习的地方。

我们向榜样学习，并不是简单地模仿他们的行为举止，主要是学习他们所表现出的品质和特征。学习在心而不在形，将这些品质和特征融入自己的生活和自己的内心，使之成为我们明确自我的重要组成部分，才能真正继承榜样的力量。就像学习革命先烈英勇无畏的精神品质，显然我们没有机会去模仿堵枪眼、举炸药包的行为，但仍可以在各行各业、各自的岗位上迎难而上、敢为人先，用不同的行为诠释同样的品质和特征。

自我成长是一个动态的过程，会随着生活经历的丰富而不断变化，明确自我作为自我成长的方向性指导，既要有明确的指向性，又要保持动态的变化与更新；既要不忘初心，坚守住那些贯穿始终的内容，也要与时俱进，及时改变那些不符合成长和发展要求的内容。

从现实的角度来看，大多数人在明确自我中要想做到"坚守应该坚守的"很难，做到"改变需要改变的"也很难。这是为什么呢？

"坚守应该坚守的"是指在环境变化时，坚决保持对自己更有价值的东西。一般在环境变化带来的短时利益大于坚守的价值时，才会动摇坚守的决心，但如果放到长期来看，坚守会变得更有价值。很多人因为抵挡不住眼前的诱惑，而放弃了对自我的坚守。

而"改变需要改变的"是指在环境变化时，改变自己来获得更有价值的东西，不要因为保守而排斥变化。显然自己看到了改变的价值更大，但因为担忧改变的不确定性，害怕失去自己已经拥有的稳定而难以接受变化。这也是很多人在机会面前犹豫和迟疑的原因，最终导致错失了大好的机会。

由此可见，无论是坚守，还是改变，前提都需要我们足够清晰地明确自我，如此才能在环境变化时做出更符合自我成长和发展需求的选择。

一般来讲，需要坚守的往往是会长久影响自我的内容，像成为什么样的人，以及确定的人生梦想和长期目标等，只有长久地朝着一个方向努力，才能更有机会实现目标；而需要变化的更多的是影响自我较小或较短的内容，像短期目标或中短期的目标，以及因考虑时空环境而改变做事时的原则等，这种动态的变化调整会让我们把握住更有利于自我成长的机会，提高成长效率。

4.2.2　人生的三种境界

国学大师梁漱溟曾论及人的三大关系：一是人与自然的关系，在广义上就是人与物的关系；二是人与他人的关系，就是人与人的关系；三是人与自身的关系，即人与内心的关系。

这其中，人与物的关系是为了物质欲望去获得和占有资源；人与人的关系是为了满足心理需求去维系和发展更多的人际关系；人与内心的关系是为了幸福感和满足感而与内心达成平衡。我们在生活中不外乎是与物、与人、与自己的关系。所以，这三大关系归纳了我们生活中的方方面面。

在我看来，涉及生活中方方面面的这三大关系，因为实际的侧重点不同，造成了我们获得满足感、自我价值认同感的来源不同，进而形成了三种不同的境界，即人与物的境界、人与人的境界、人与内心的境界。

处在人与物境界中的人侧重于追求物质，以获得占有物质的满足感，以物质的得失来评判自我价值；处在人与人境界中的人侧重于维系人际关系，从和谐的人际关系中获得满足感，以能否维持人际关系来评判自我价值；处在人与内心境界中的人侧重于关注内心需求，以实现需求获得满足感，以能够实现内心平衡来评判自我价值。

在生活中，每个人都会更侧重于这三种境界中的一种。三种境界并无实质性的好坏之分，每种境界都会给我们带来积极意义，但也要注意其中的"度"，避免因为过分地追求而做出为达目的不择手段的事情。

通过对三种境界的总结，可以发现，当我们处于人与物和人与人境界时，生活中侧重于外界特定的"人"或"物"，是一种向外探索以获得内心满足感、评估自我价值的方式；而当我们处于人与内心境界时，侧重于内心的感受与平衡，是一种超脱于外界特定"人"和"物"的向内探索的方式。

相比较而言，这种向内探索方式的可控性和牢固度会优于向外探索的方式，自己更容易控制和把握。例如，处在人与物境界中的人，其获得满足感和实现自我价值在于获得和占有物品的结果，如果不能得到就不会获得满足感，即使得到了如果因为损坏、丢失或过时，这种满足感也很容易失去。而处在人与内心境界中的人则不同，其获得满足感和实现自我价值在于与内心达成平衡的过程，同样是渴望拥有某种物品，即使一直没有得到物品，只要一直努力，就能享受追求的过程而一直收获满足感。

从人的一生来看，大多数在生活中的侧重点会经历从"人与物"向"人与人"，最后向"人与内心"境界过渡的过程。年轻时关注物质积累，用付出努力以获取资源、积累财富，为承担更大的生活责任打下基础；随着物质基础逐渐稳定，开始更多地关注家人、朋友，寻求更稳定且更和谐的人际关系；有了稳定的物质基础和牢固的人际关系圈子之后，开始更多地审视自己的内心，关注自认为留下遗憾的事，探索那些真正符合内心需求、自己真正渴望去做的事，努力达成与自己内心的平衡。

但这种递进的过程并不一定是绝对的，我们可能在生活中一直处在一种境界中，也有可能跨越着转变，就像有的人可能一辈子都在拼命赚钱满足物质欲望，有的人却可以为了实现自己内心的价值追求对平淡、清苦的生活不以为然。

从人生的三种境界这个角度来看，我们从成为什么样的人、梦想和目标、原则等方面明确自我，就是要让自己在生活中侧重于内心的需求和期待，进入人与内心的境界，摆脱对于外界环境中特定"人"或"物"的依赖，克服重视结果而忽视过程的问题，遵循自己的意愿，在追求"期待的我"的过程中，与内心达成成长的动态平衡。

4.2.3　转变"缺啥补啥"的观念

客观上来讲，影响我们适应社会的主要是能否准确认识社会，以及是否有能力应对、以合适的方式应对两方面因素。

准确认识社会是适应的基础和前提，如果认识出现偏差，那么即使再正确的应对也无济于事。准确地认识社会要靠我们的认知能力素质，需要克服主观感受对客观现实的影响，即不要让"我认为"取代客观现实。在此不就认知做过多的讨论，我们重点从是否有能力应对、以合适的方式应对两方面促进自己更好地适应社会。

是否有能力应对、以合适的方式应对是对自身综合素质的要求。在自我成长体系中，我们从培养核心能力素质系统、形成观察和处理问题的方式、培养能思考出处理问题方法的思维、提升眼界和格局、从多个维度思考问题本质和影响五个方面来提高自身的综合素质，这都是为了让自己有能力且选择合适的方式来更好地适应社会。

而为了让自身的综合素质更好地发挥作用，我们还要对自己提出更多的要求，首先就是转变"缺啥补啥"的观念。

生活中，深受"快餐文化"的影响，如今大多数人只关注如何快速解决眼前的需求和问题，而不重视产生这些需求和问题的原因及可能带来的影响。他们在快节奏的生活中逐渐形成了"缺啥补啥"的观念，习惯于遇到问题就"百度"、需要学习的就"临时抱佛脚"，虽然这样也可以找到应对的方法，但往往忽略了"缺啥"只是表象，背后一定有更深层次的需求，如果不能解决本质上的问题，总会为未来留下"隐患"。

所以，我们需要转变"缺啥补啥"的观念，要有意识地思考表象背后深层次的需求和问题，要从自己欠缺的部分出发，有意识地系统培养和完善，促进自身综合素质不断提升，为适应未来不同的社会环境变化做好准备。

有的人会说，之所以自己是"缺啥补啥"的状态，就是因为不知道自己"缺啥"，才会在真正需要的时候才想起来"补"。其实，与其说自己不知道"缺啥"才在用的时候"补"，不如说自己是因为不知道这些能力素质有何用，才意识不到自己"缺啥"。

看似是一个"先有鸡还是先有蛋"的逻辑悖论，实则反映了不同人对待需求和满足需求的能力素质之间不同的观点，究竟是"知道能力素质有何用，在有需求的时候使用"，还是"有需求时知道自己需要什么能力素质，再去学习使用"，我想，大家很清楚哪一种效果会更好。

"缺啥补啥"的人很显然是第二种，但效果更好的却是第一种，即我们要提前掌握能力素质并清楚其用途，才能在需要的时候随时使用。这种观点可以将能力素质比作工具，而自身综合素质就如同工具包，当自己掌握了一项新的能力素质，就类似于在工具包里增加了一件新的工具。由于我们知道每种工具有何用、如何用，在遇到需要的时候只需要拿出来用，并不需要到处去寻找工具（学习能力素质），这显然有助于我们尽快满足需求。

很多人坚持"缺啥补啥"观念的另一个主要原因就是缺少耐心，既对"缺啥要花时间补"没有耐心，更对"学了能补啥缺"没有耐心，总是希望"缺的马上能补"或"学的马上就能补缺"，而这也成为他们难以系统提升自身综合素质的最大阻碍。自身综合素质的培养是一个漫长的动态过程，一定要保持耐心，切不可操之过急，更不可轻易放弃。

4.2.4　将就事论事更进一步

就事论事作为人们为人处事的重要原则之一，可以帮助我们有效处理社会交往中复杂的人际关系，但要想更好地适应社会，仅仅做到就事论事显然是不够的，需要更进一步。

生活中，对于很多人来讲，不掺杂或不受自己情绪的影响，单纯做到就事论事已经很难了，更不要说更进一步了。从逻辑上来看，这样的想法有一定道理，如果我们连一件基础的事都做不好，又如何能够做好"拔高"的事情呢？但如果理解了更进一步的内容是什么，可能大家会对就事论事，甚至是如何为人处事都会有新的认识。

其实，在就事论事上更进一步，并不是说我们必须做到就事论事，而是要在关注事物本身的基础之上更进一步，从思维的角度准确解构问题，透过其表象，发现、归纳和总结出事情本质的逻辑模型。通俗地理解就是不同的事情可能其背后的逻辑模型是一样的，只是事情的表象不同，就像我们买东西，不论是买苹果还是买香蕉，其本质的逻辑模型都是以钱换物的模式。

　　由此可见，就事论事可以理解为处理特定事的表现，当这件事的本质逻辑也可能存在于其他事情中时，我们就可以以这件事就事论事的过程为机会，抽象出其背后本质的逻辑模型，让自己可以举一反三，在今后遇到更多类似逻辑模型而表现出不同表象的事情上直接参考之前的经验。

　　而要想在更高的层次上抽象出本质的逻辑模型，不仅需要在一件事中好好总结和归纳，还需要将经历中的类似事情放到一起。我们知道，不同的事情之间，可能存在着相同之处，也会有各自独特的部分，就像我们对一件事的抽象、概括形成的逻辑模型可能有十个环节，另外一件类似事情的逻辑模型可能也有十个环节，而两者相同的部分可能只有五个环节，各自还存在着五个独特的环节。

　　如果我们仅仅从一件事情上考虑，那么这两件事情就会形成两个不同的逻辑模型，但如果我们将类似的两件事放到一起比较，可能会发现重合的五个环节恰好都是事情的关键点。这时我们就可以在每件事情的抽象、概括之上再次进行抽象、概括，形成适用于这两件类似事情的逻辑模型，显然其适用性会优于任何单一事情的逻辑模型，这样培养的思维也显然有助于我们在面对更多问题时思考出解决办法，这也是成长过程中巩固环节的重要意义所在。

　　有的人可能会问，生活中大大小小的事情那么多，谁会有时间事无巨细地去抽象逻辑模型呢，更何况又有几个人能够通过回忆想起以前发生的类似的事情呢？的确如此，但如果这就是我们不愿去做的理由，那么我们就不应该在别人能想出办法自己却不行的时候抱怨生活的不公平。

我们可以试想一下，如果你将事后的总结设定为自己做事的最后一步，而不是自己做事之后的补充环节，当这样的方式成为习惯之后，是不是就会在没有完成总结时觉得事情没有做完，是不是就会自然而然地积累和更新自己的逻辑模型体系呢？所以，不要总将自己成长缓慢归咎于环境，更应该从自身的角度思考如何促进自我成长。

4.2.5　将注意力放到脚下

我在登山时，曾在自己身上发现过一个有趣的现象：如果我一味地考虑自己走了多远、距离山顶还有多远，那么往往走不了多久就会感到特别疲惫，最后到达山顶的时间也会很长；而如果我放弃对于目标距离的计算，低下头将注意力放到脚下，只盯着自己一步一步向前迈出的脚，那么不仅不会感觉到累，而且用不了多久就已经在不知不觉中接近山顶。

这个现象带给我一个启示，就是注重结果很有可能不如放下结果并享受过程中的体验来得轻松。

在社会生活中，我发现这个道理同样适用。大多数人在生活中往往重视结果而忽视达到结果的过程，这就导致只有实现目标的那一刻才能感到满足，而在达成目标之前的过程是一种"煎熬"，这样很容易让人疲倦，甚至产生想要放弃的念头，很多人就是因为熬不住才不能实现目标。就算最终坚持到实现目标，我们在过程中也将付出更多的时间和精力，从而达不到自己更高的效率，这就如同一直计算到山顶的距离一样，自己走得很疲惫，时间也花费得更多。

但如果我们能够将注意力放到脚下，享受过程中的体验，即不去考虑距离，而专注于当下要做的事、要解决的问题，我们就很有可能不会被分解后的小问题吓到，也更容易在完成当下要做的事、解决了眼前遇到的问题的满足感中获得激励，从而更有动力去做下一件事、去解决下一个问题。

有的人会觉得这样的想法有一定道理，便因此想要否定"结果导向"的意义，认为重视过程更重要而结果不重要。殊不知，这样的想法反倒从一个极端走到了另一个极端，如果没有清晰的"结果导向"，我们再重视过程也不会有任何收获，就像我只顾着顺着路一直走，而不知道自己要到达哪个山顶，那么我走得越远、越多，浪费的时间也越多。

其实，注重"结果导向"和注重"过程中的体验"彼此之间是相辅相成的，需要我们正确地理解两者的含义和作用，才能在结果和过程的平衡中使自己的效率更高。

我们要知道，"结果导向"强调的是方向和标准，即要奔向哪个"山顶"；"过程中的体验"强调的是专注于当下，专注于"结果导向"的大目标分解出的小目标，即注意走好脚下的每一步。"过程中的体验"需要在"结果导向"的引导下才具有意义，"结果导向"需要在"过程中的体验"的执行下才能体现出效率。

所以，生活中我们不是要淡化"结果导向"的意义，而是不要时时刻刻去考虑目标完成了多少，要将注意力更多地放在眼前的问题上，只有脚踏实地、一步一步地朝着目标前进，我们才能更高效地实现目标。

4.2.6　内心需要一圈"篱笆墙"

我们塑造自己的价值观，就是要在明确自己认可的价值标准的基础上，运用叠加效应，不断调整和丰富自己的价值标准体系，使之更好地指导我们的生活。但要让价值观发挥其指导作用，我们仍然需要一些有效的运用方式。

我们需要给自己的内心扎上一圈"篱笆墙"。当然，这里所说的"篱笆墙"，并不是真的要在内心中扎上一圈篱笆，而是要让大家主动圈出自己的"内心平静范围"。

所谓的"内心平静范围"，对应的是自己主观明确的核心价值的范围。相当于我们在内心中人为地画出一个"圈"，将核心价值置于圈内，其他非核心的价值置于圈外，将生活的重点放在维持和保护核心价值上，对于非核心价值的得失则可以随机应变，改变以往事事都在乎、处处论得失的状态，只要这些核心价值还处于自己的掌控和保护之下，我们的内心就能获得平静感和踏实感。显然，这不仅有利于对核心价值的保护，也有利于在保证内心平静的情况下更好地处理"非核心价值"所对应的问题。

生活中，大家都说"家"是最平静、安全的港湾，也是我们愿意付出一切珍惜和保护的"净土"。来了亲戚和朋友，我们会热情欢迎，而凡是未经允许就擅自闯入的人或物，我们都会用最激烈的反应去阻止。与此类似，圈入自己"内心平静范围"的核心价值所涉及的人和事就是我们要努力维持和保护的，而对于那些在"内心平静范围"之外的非核心价值，就如同我们从家中看到窗外发生的事情，可以根据自己的实际情况来决定是否要管一样，想做就去做，即使不做也不会影响到自己"内心平静范围"的稳定。

至于"内心平静范围"圈住的核心价值包含什么，则是由自己主观决定的。影响"内心平静范围"大小的因素主要有两个：一个是我们对于事物价值的判断，只有自己主观认可的核心价值才能进入；另一个则是我们自身能力范围，只有客观上自己有能力保护的核心价值才能进入。

这里要特别说明一下为什么自身能力范围会影响到"内心平静范围"的大小。我们明确"内心平静范围"的目的是让自己认可的核心价值受到保护，使自己的内心可以随时获得平静感和踏实感，强调的是"保护平静"，但如果我们自身的能力根本无法维持和保护，这份平静将不复存在，显然失去了保护的必要。这也是为什么我不建议将超越自己能力范围的核心价值放入"内心平静范围"的原因。

所以，确定"内心平静范围"的过程，也可以理解为是将甄选出的核心价值按照自己重视的程度由近及远地排列，然后以自己的能力范围画一个"圈"，这个"圈"就是我们的"内心平静范围"，"圈"内的核心价值就是我们力所能及的。

当然，"内心平静范围"不是一成不变的，而是会随着自己的成长和发展动态的发生变化。在人生的不同阶段，自己要珍惜与保护的核心价值各不相同，而随着我们能力的不断增强，我们能力范围所及的"圈"也会逐渐增大，在这两个方面发生的变化，决定了我们的"内心平静范围"会随着自己承担的责任与能力的变化而发生动态变化。

生活中的大多数人都属于明确价值，却无法区别对待核心价值和非核心价值的人，显然他们并没有主动明确自己的"内心平静范围"，因而无法在面对不同价值时做出符合自己内心真实价值需求的选择。

所以，每个人都需要内心中的这圈"篱笆墙"，区别对待"内心平静范围"内的核心价值和之外的非核心价值。只有这样，我们才能在生活中有选择、有侧重地投入时间、精力和资源，尽全力维持、保护和实现我们自己的核心价值。

4.2.7　去自我中心化

在明确了"内心平静范围"之后，我们还需要去自我中心化，就是自己主观上有意识地去除"自我中心化"。

"自我中心化"，顾名思义就是以自我为中心，认为自己的事才叫事，以及自己追求的价值才有价值，认为别人都应该顺应自己、与自己协调一致。很多人都清楚"自我中心化"并不好，但在生活中，我们总会有意无意地表现出"自我中心化"。

有意的"自我中心化"是指那些带有明确目的、只考虑自己利益而无视他人或社会公共利益的自私行为，如通过坑蒙拐骗、豪取强夺等方式将他人或公共财物据为己有的行为等；而无意的"自我中心化"是指那些并无特殊目的且并未意识到损害了他人或社会公共利益的行为，如随手丢弃垃圾、随地吐痰、闯红灯等。

　　从以上这些行为中，我们可以看到"自我中心化"的人往往是更愿意将个人利益视为价值，而他人与社会的公共利益则不被视为对自己有价值或忽略了其价值。可见，如果每个人都是这样"自我中心化"地为了自己的利益而为所欲为，那么不仅会影响到他人和社会整体的运行效率，我们自己追求价值的效率也会因为他人行为的影响而显著降低。我们常说"一颗老鼠屎坏了一锅汤"，这句话同样适用于"自我中心化"的人那些自私的行为上。

　　而要想提高社会运行的效率和让自我追求价值变得更加顺畅，需要我们每个人都努力地去自我中心化。大家知道，他人的价值观不一定与我们一致，当不一致的情况出现时，他人也会像我们一样，不会轻易地按照别人的意愿或要求改变自己的价值判断，这时只有接受彼此价值观的不同，从调整自己做起，做到求同存异，才能在彼此逐步妥协中达成共识。

　　通俗地讲，就是我们不要认为自己什么都对，而是要接受他人的价值观与自己不同。我们不能认为自己是世界的中心，其他人都要围着我们转，虽然过去的某些经历可以证明我们对价值的判断准确，但还是要看到出现偏差的可能性。即使这次依然是对的，我们也应该接受他人认识上存在不足，用对方能够理解的方式，理性地寻找彼此之间的价值平衡，万万不可让"对方为什么这样""对方为什么不听我的"等这样主观的想法影响我们。

　　这里要提醒大家注意的是，去自我中心化并不是让我们不以自己的价值观为主，而是不能仅仅满足自己的价值需求却不考虑他人和社会的利益。简单理解就是个人的成长和发展需要社会的和谐稳定，如果每个人都只考虑自己的成长和发展而不为社会和谐稳定贡献自己的力量，那么我想并不会有几个人能够获得良好的发展机会。

要想在生活中做好去自我中心化，我们可以从对待自己和对待他人两个角度做一些自己力所能及的事情。

对待自己，我们要杜绝双重标准，不能对他人要求严格而在自己这里就可以变得无所谓，更不能将自己都做不到的事强加到他人身上，而是要推己及人、宽以待人；我们要坚持正向引导，多对自己说一说"该怎么做"，而不是一味地否定各种做法却不知要怎么做，心理学中的"禁果效应"说的就是越禁止的东西越容易激起人们的好奇心去尝试，我们越是否定各种做法，就越不能想出方法；我们还要懂得"舍得"，并不是所有的价值都必须要实现，也并不是所有别人能做到的事情自己都要证明可以做到，我们必须要明确并围绕自己生活的价值主线，才能获得更多自己想要的。

对待他人，我们要尊重他人的判断和选择，当我们缺少与他人相同的成长和生活经历时，可能无法真正理解他们为何要做出这样或那样的选择，除了尊重，我们不应该有其他的态度，更不应该将自己主观认为的内容强加于人。我们还要培养自己的"利他精神"，"利他精神"是一种影响力投资，"我为人人、人人为我"，我们为他人、为社会的点滴付出，得到的将会是在社会稳定的大环境中更好地成长，虽然不计回报，但回报会远远超过短视的自私行为带来的当下收获。

4.3　将自我成长体系融入成长的过程

　　有效的自我成长方式应该是有目标、有计划、有方法的成长方式，我们运用有效自我成长方式就是要将构建起的自我成长体系融入成长的过程，指导自己具体的生活，并在生活中不断完善和丰富，形成双向促进的良性互动关系。

　　从成长的过程来看，思考与行动环节是处理事情的环节，我们参考自我成长体系将有助于更好地处理事情；而收获与巩固的环节是获得成果的环节，我们需要将获得的经验和教训向自身综合素质转化，这也是自我成长体系完成迭代升级的过程。

4.3.1　按图索骥，参考自我成长的"说明书"指导生活

　　自我成长体系作为自我成长的核心"说明书"，其对生活的指导作用主要体现在成长过程中的思考与行动环节，我们可以对照自己的自我成长体系的具体内容，按图索骥，在做事过程中具体指导思考与行动。

大家知道，思考与行动是做事时的连续过程，我们往往以思考为前提，然后再做出对应的行动。这里有个问题：如果提前想到自己想要的结果会带来严重后果，如果达到自己想要的结果必须采用不法的手段，如果清楚要做的事情其实远远超越自己的能力……你还会不会做？

我想，大多数人都会理性地回答"不会做"，但为什么还会有如此多的"恍然大悟""后悔不已"呢？显然，很多时候你并没有在思考中提前想清楚这些负面的后果，也就是你的思考并不全面。

那么，要如何思考才能全面、有效呢？

我们可以将自我成长体系作为参考依据，在思考时遵循这样的逻辑：首先结合"事"和"自我"的双重价值明确做事的价值追求，然后对可采取的多种方法运用排除法做出选择，最后运用选择出的最佳方案指导具体的行动。

这其中，明确价值追求既包括自己对事情"想要的结果"，也包括"做事"中可能给自己的成长带来的价值。而对可采取的方案的"排除"可以遵循如下层次：最底层是法律，法无禁止即可为，法若禁止必不可为；上一层是自己"想要成为什么样的人"所确定的品质特征，其为人生画好的底线和红线在法律的基础之上将进一步排除那些"不违法但违反自己品质"的方案；再上一层是自己的综合素质，不要留恋和惋惜那些看似很好但偏偏自己做不到的方案；最上层是"做事"的原则，结合事情所处的特定时空环境，我们做出最后的选择，得到最适合的行动方案。

有的人可能会说，每次做事之前都这样思考，会不会太麻烦了？

其实，这样的过程只在开始培养意识时相对麻烦，一旦思考的逻辑在潜移默化中形成习惯，之后这个过程更多时候是在潜意识中迅速完成，不会再耗费过多的时间，却可以使我们的日常思考变得更加完整和全面。

而在行动环节，正是我们在自我成长体系中系统培养起的自身综合素质支撑着我们完成思考环节确定的行动方案，显然这是我们高效完成行动的必要保证。

尤其是在观察和处理问题方式的核心"形成能够思考出处理问题方法的思维"方面，我们通过锻炼自己的逻辑思维，可以运用逻辑推理将行动与影响之间的因果关系联系起来，在行动时考虑到影响和后果，从而加强自己对于事情发展的掌控和应对能力，让自己更好地适应和应对事情可能发生的变化。就如同前文中提到的思考环节最该想清楚三个问题：自己想要怎么做？为什么要这么做？这么做会有什么影响？其实就是从逻辑的角度做好行动的预测。

生活中，大多数人在行动时往往都已经清楚了自己要怎么做，但对于为什么要这么做、可能造成什么后果并没有太多思考，而是"走一步看一步"的状态，这样就很容易在事情出现突发情况时手足无措，此时更是会考验个人的综合素质。

所以，我们要重视自我成长体系对生活的指导作用，主动培养参照自我成长体系思考与行动的意识，并在不断地运用中提高效率，使之成为我们应对生活的强有力支撑。

4.3.2　与时俱进，完成对自我成长体系的迭代升级

通过在收获和巩固环节中不断地动态完善和丰富，我们的自

我成长体系也会在成长的过程中完成迭代升级。

生活中，我们对于自我成长体系的完善和丰富主要有两种形式：一种是自己主观上想要完善和丰富，通常我们会主动采取相应的行动促进自我成长；另一种是在客观经历的情况下自然获得的完善和丰富，即自己在经历中获得了有效的经验和教训，促进自我成长。

但无论是哪种形式，都需要我们提高对于自我成长体系迭代升级的意识，才能够在生活中得到足够的素材来实现目标。我们要通过收获和巩固环节完成收集素材的过程，两者都是对经验、教训的总结，但也略有不同。

收获环节积累的是特定事和做事过程中的经验和教训。我们在生活中经常忽视收获环节的意义，大家并没有将其视为"做事"过程的必要环节之一，很多人认为的收获就是做事后得到结果。显然这个想法是错误的，即使在做事的过程中吸取了重要的经验和教训，如果不重视，这些宝贵的经验和教训最终也只能付之东流。

其实，在收获环节最重要的是总结出两个方面的内容：一是回忆事情发生、发展的进程，透过表象找到影响事情进展的关键点组成的"逻辑线"，即弄清楚究竟是什么导致了最终的结果；二是特别关注那些自己预测准确和不准确的情形，尤其是后者，一定要弄清楚自己想到了什么或没想到什么才影响了预测的准确性，要特别注意自己没有想到的点。

这就需要我们专门拿出时间来"复盘"，尽可能多地回忆"做事"的全过程，必要的时候可以运用类似"思维导图""路径图"等工具帮助自己更好地理解事情的发展过程，而对于其他细枝末节的小事或经常性的行为，注重积累消化即可。

在收获环节对事情从整体上进行总结，其效果可能远远好于再经历一次事情，因为我们往往在"复盘"的过程中，会注意到很多当时被忽略或没有想到的内容，这些往往是决定事情走向的关键点，也是自我成长体系中尚有欠缺、需要弥补的地方。

巩固环节则是以特定事为基础，对此类事情对应的逻辑模型进行优化和重塑。大多数人在生活中做不到举一反三就是因为忽视了巩固环节，他们很少会将当下的事情与过往经历放到一起比较，即使对一些事有似曾相识的感觉，也不会刻意总结和归纳两者之间有何相似之处、特别之处。显然这样使我们无法有效地将过往的经验和教训作用于当下的事情上，只好在类似的事情中不断反复探索。

所以，在巩固环节我们要在收获环节的"复盘"过程中找到事情发展的"逻辑线"基础上，与自己过往相同或类似的经历相结合，更加注重时空环境等客观因素的相同和不同之处，并形成与不同因素在逻辑上一一对应的规则，完成对已有的逻辑模型的优化和重塑，或是形成适应更多情形的逻辑模型。

就像我们出差时选择乘坐何种交通工具，其背后的逻辑模型都可以简化为"买票→出行"，但在天气状况、时间要求、价格差异等不同的客观因素下会有不同的选择，我们就可以在巩固环节形成"特定情形"对应"特定选择"的规则和逻辑，如天气不好对应坐火车、时间赶对应坐飞机等，这显然有助于我们在未来迅速做出决策。

4.4 找准真实的需求集中发力

　　人与人之间的不同，也体现在自我成长侧重点的不同上，即每个人都有自己真实的需求。我们的需求主要体现在主观想要的和客观需要的两个方面。主观想要的很好理解，就是自己没有而想要得到的；客观需要的则很容易被人忽视，其实是指那些在不同的成长阶段必需的。而真实的需求强调的是真实，不是那些"想到什么就要什么"的异想天开的需求，而应该是符合主观理性和客观规律的需求。

　　我们掌握有效的自我成长方式的目的就是为了更好地满足真实的需求，加速自我成长的进程。这就需要结合自己真实的需求，有所侧重地灵活运用有效的自我成长方式，形成更加适合自己的自我成长方式，达到高效自我成长的目的。

　　生活中，自我成长在整体上保持系统性的同时，也必须在具体的内容上集中发力取得突破，而如何调动资源匹配需求，则是对每个人能力和决心的考验，需要我们在不断摸索中形成真正适合自己的方式。

4.4.1　让有效的自我成长方式更适合自己

生活中，不同的人在自身综合素质、所处人生阶段、生活状态、追求目标等方面都是不同的，这也意味着他们自我成长的起点、方向和内容等的不同，在这样的情况下，要想让自己高效成长，就需要形成适合自己的自我成长方式。

显然，这种适合自己的自我成长方式，可以通过结合自身状态和真实的需求，灵活运用有效的自我成长方式来实现。我们可以将有效的自我成长方式理解成一套通用的自我成长指南，每个人都可以运用它，但在其框架下的内容、具体指导生活的方法却应该是因人而异、各不相同的，我们形成的适合自己的自我成长方式，就是根据自己真实的需求选择性地运用这份指南。

那么，我们要如何让有效的自我成长方式更适合自己呢？

我们可以通过保持理性的成长需求明确自己生活的侧重点。

生活中，我们对于成长的需求可以说不存在上限，毕竟每个人都希望自己变得越强越好，但同时我们也应该清楚，成长的需求并不是越高越好。就像那些超出自己综合能力素质而不能实现的需求，就等同于白日做梦，并没有现实的意义，投入的时间和精力越多，浪费的时间和精力就越多，而那些经过理性思考和评估，自己能够努力实现的成长需求，却可以真正促进自己高效自我成长。

我们需要遵循循序渐进的理念让自己有序成长。

生活中，很多人对待做事和成长都希望一蹴而就，但现实的情况却往往事与愿违，不仅过程中充满波折和意外，最终的结果也很有可能不尽如人意。对于这些"做事想得很圆满，不留余地"或"期待自己一步登天"的人来讲，他们总是以主观上直达目标的理想状态运用有效的自我成长方式，既缺少应对困难和挑战的准备，也缺少侧重于当下最重要事情的意识，主观上的缺失显然无法撑起想要的结果。

而正确的方式应该是遵循循序渐进的理念。这其中，"序"是有规划，"进"是有侧重点，循序渐进就是要我们按照规划一步一步有侧重地做事和成长，既不能想到什么就做什么，也不能眉毛胡子一把抓。

我们还要保持自我成长体系的不断更新。

有效的自我成长方式是促进自我成长的一种思路，也是一种框架。在这个框架之下，我们如何认识自我、如何构建自我成长体系、如何将自我成长体系融入到成长的过程中，都需要自己将在生活经历中的收获和感悟的具体内容填充进去，这本身也是形成适合自己的自我成长方式的过程，尤其在构建自我成长体系方面。

如果将有效的自我成长方式视为工具箱，那么追求理性成长需求、遵循循序渐进理念就类似于在工具箱中灵活选择工具，而保持自我成长体系不断更新则是不断为工具箱更新和增添更加适用的工具，显然对于灵活运用有效的自我成长方式大有裨益。

我们千万不要觉得自己的自我成长体系一旦形成就是一劳永逸的事情，而是要在生活经历中运用的同时，主动重视收获到的经验和教训，保持自我成长体系的动态更新，使之始终处于指导自己成长的最佳状态，让自己更好地适应和满足生活中成长的需求。

除了让有效的自我成长方式适合自己，有利于自我成长且适合自己的理念和方式还有很多，下面将简单介绍一些我认为行之有效的理念和方式，希望带给大家一些启发，早日形成适合自己的自我成长方式，更高效地实现自我成长。

4.4.2　升维培养，降维打击

顾名思义，"升维培养，降维打击"就是提升自己的"维度"，按照更高的位置和要求来培养自己，并适应从更高的维度上看待、分析事情，然后降低"维度"，回到自己本来的位置来处理事情。通俗地理解就是我们对于自我成长要有超前的意识和逻辑，对生活中可能遇到的事情提早做准备，使自己的成长快于当下的需求，这是一种有效促进自我成长的理念和方式。

那么，为什么要这么做呢？

俗话说"当局者迷，旁观者清"。生活中，我们确实在很多情况下因为主观性的问题而无法准确、全面地获取信息，从而无法真正看透事情，而那些身处事外的人，却因为没有利益牵扯，反倒更容易看清事情的本质和发展。

还有一句俗语是"站得高，看得远"。这句话告诉我们的是比自己位置更高，或者比自己掌握信息更全面的人，往往更容易看透事情的本质，更容易处理好事情。

所以，从这两句俗语反映的道理中，我们可以发现一种更好的处理事情的方式：努力让自己"站得高"来破解"当局者迷"的问题。如果我们在看待、分析事情时能够跳出眼前的情形，从更高的"维度"上观察和理解事情发生、发展的整体脉络，尽可能掌握全面的信息，那么当我们回到自己的位置上处理事情时，就能因为更好地理解了事情所涉及的各方利益，以及自己的行动带来的影响，表现得游刃有余，更快速、更有效地解决事情。

但要如何实现"站得高"呢？显然，我们要通过具有超前意识的自我成长来实现。

我们可以提前针对比自己所处位置更高一级位置或在下一个人生阶段的要求，运用整体性思维开始学习和培养，使自我成长到能够符合这些要求的状态，这样在处理当下的事情时就会得心应手，也会在未来到了更高的位置、人生进入下一个阶段时更快地进入角色。

例如，当我们是员工时，就可以按照部门主管的要求促进自我成长。我们要主动且更加深入地理解工作的任务、流程，以及涉及的利益相关方，更好地明确自己的岗位在流程中需要上游如何配合、又要如何配合下游的工作，这将让我们更好地理解和处理好自己的工作，赢得更和谐的人际关系。同时，当我们晋升到主管的角色时，也不再需要为适应新角色而担心，而是开始向更高的位置提早做准备了。

4.4.3　意识与常识，常识与尝试

生活中，很多人都知道学习和实践的重要作用，但并没有重视且认识到学习与实践之间，学习、实践与自我成长之间的关系，反倒觉得学习就是记记笔记、背背知识点，而实践就是总结经验

找规律、找捷径，这也就导致很多人将学习与实践脱节，导致学习、实践促进自我成长的效率低下。

其实，学习与实践之间本来应该是相辅相成、缺一不可的，而自我成长的效率又受到学习和实践结合程度的影响。我们要想高效自我成长，就必须做到学习与实践相结合，真正将知识、技能运用到解决实际问题中，形成经验、教训从而实现自我成长。

"意识与常识""常识与尝试"这两组关键词恰好可以准确地描述学习和实践的过程。其中，"意识与常识"对应的是学习的过程，而"常识与尝试"对应的是实践的过程。

而将这两组关键词结合，形成的"意识→常识→尝试"正是我们通过学习和实践实现自我成长的过程和思路。"意识"是自己的主观意识，"常识"是客观存在的知识与技术，所以，"意识与常识"这组关键词告诉我们要有主观的意识去学习和积累客观的知识与技术；而"尝试"是在不同的应用场景中实践，所以，"常识与尝试"这组关键词告诉我们学习和积累客观知识与技术后要勇于在不同的应用场景中实践。

由此可见，通过学习和实践实现自我成长的过程和思路就是我们要有主动的意识学习和积累客观存在的知识与技术，然后在不同的应用场景中实践这些知识与技术，从而在收获的经验和教训中实现高效自我成长。显然，"意识"是主观的发起点，"常识"是解决问题的工具，"尝试"是实践的过程和问题解决的终点，三者缺一不可。

如果没有"意识"，就等于不知道学习和运用，遇到的事情即使有再多的知识和技术可以处理，我们不会学习，即使学过也不知道运用，要么一味蛮干，要么不知所措；如果没有"常识"，就等于缺少工具，遇到事情时即使非常想去处理，我们也不知道可以采用什么方法，只能束手无策、随机"撞大运"；而如果没有"尝试"，则一切的准备就等于零，遇到事情时即使想要处理，也有方法和工具去处理，我们却不敢去面对和行动，那么所有知道的知识与技术、掌握的技能与能力都是无用的。

所以，要想让自己高效自我成长，就必须深入地理解"意识与常识""常识与尝试"两组关键词所代表的学习和实践的过程，让自己在"意识→常识→尝试"这个实现自我成长的正确过程和思路上踏踏实实地走好每一步。

4.4.4　让每天的时间变长

很多人都会抱怨时间不够用，每天生活在平凡、琐碎且不断重复的事情中，感觉自己就是为了生活而活着，早就在麻木中随波逐流了。但他们可能从来没有想过，问题的本质不在于生活表面的平凡和重复，真正的原因是自己主观上认同了这种平凡和重复，而忽视了内心真实的感受，把自己麻木和停滞的责任推给了环境而已。这也是为什么我们总以"没有时间"为借口，将自己需要和想要做的事一拖再拖的原因。

但每次看到身边的朋友按照自己的意愿做了想要做的事时，我们就只剩下感叹和羡慕，心中也一定充满了疑问："我也希望像他们一样生活啊，为什么我就做不到呢？""每个人每天都只有 24 小时，大家也都有工作、有家庭，有大大小小数不清的事情，为什么他们活得精彩而我却越忙碌越迷茫呢？"

对于这些疑问，意想不到的答案是他们延长了自己的生命，每天比我们"多了"几个小时，他们用多出来的时间做了自己想做的事，实现了人生的意义和价值。这是一个不合逻辑的答案，但却是一个正确的答案。

他们是如何做到的呢？

大家知道，每个人每天都只有 24 小时，谁也不会多，哪怕一分钟、一秒钟，但我们使用时间的效率，即在单位时间上能做多少事却是因人而异的。

相对于大多数人做事时三心二意、不能专注，不懂得在重复的生活中总结方法以提高效率，在空闲时又在抱怨生活、做简单却无意义的事情而浪费了大把的时间，那些决心实现自己人生意义和价值的人却在探索和总结如何提高自己的生活效率，他们大大压缩了这种重复生活的时间，每天积累一些时间去做自己想做的事，长年累月地累加起来，就形成了一段极其可观的时间。

相对于大多数人 24 小时的平凡生活，他们用 16 小时去完成，每天余下 8 小时用来专注于追求自我实现，那他们是不是相对于大多数人延长了 1/3 的生命呢？

所以，真正影响自己无法完成想做的事的原因并不是因为时间不够，而是自己不懂得珍惜时间，使用时间的效率太低了。而我们要想早日改变自己的生活状态，就需要改变自己在生活中的状态，提高时间的使用效率，以"让每天的时间变长"的方式来实现。

那么，我们又要如何使用每天延长出来的时间真正促进自我成长呢？

关于这个问题，我比较认同史蒂芬·柯维博士在《高效能人士的七个习惯》中关于时间管理的理念。他在书中指出，我们对于时间的使用方式可以按照紧急与否和重要与否分为四种，而其中对我们影响最大的使用方式是应该将时间用在"不紧急却重要"的事情上，显然这些事能够促进我们有效自我成长。

第 5 章

成长之路无止境

　　成长没有终点，只要我们在人生中还有追求，就需要成长一直延续下去。

　　我们找到了适合自己的自我成长方式，就是抓住了高效成长的核心，在此基础上，如果我们能够在主观上激发并保持对成长的渴望，在客观上找到适合的环境，那么我们将更好地发挥出高效自我成长模式的作用，在人生的"台阶"上越走越高。

5.1 保持渴望，实现"台阶式"成长

在前文中，我们提到成长过程中的"巩固"环节是嵌套在"收获"和下一次的"思考"中，将无数次"做事"的过程串联起来，形成了自己完整且不断延续的成长经历。直到今天我们的成长经历仍然在不断延长，它在成长过程的不断循环之中，就像一段不断向上延伸的"台阶"，既记录了我们的成长，也累积起了我们今天的人生高度。

由此可见，今天的我们站在了所有昨天之上，所有过去收获的累积，成就了自己今天的模样。今天的我们也站在了明天的起点上，一步步走来的成长正是对未来最好的支撑，将让我们向着更好的自己前行。

俗话说"一山更有一山高"，人生总会有更高的目标等待自己去实现，我们要像乔布斯说的那样，"保持渴望、保持谦虚"，既要在人生中实现不间断的"台阶式"成长，也要找到自己与生活之间关系上的平衡。要相信，虽然自己不知道成长的终点在哪里，但我们终将给明天一个更好的自己！

5.1.1　生活其实是个 "8"

在生活中，大家可能都曾有过如下感受：

在开心的时候，会觉得一切都很顺利、很美好，工作不再那么难，家庭也变得和谐，负面的消息和生活的压力也不再那么沉重。

而在失落的时候，会觉得仿佛一切都不顺利，都在找自己的麻烦，工作总是出现各种小问题，家人总是对自己发牢骚，关于自己的流言蜚语越来越多。

可见，在不同的情绪下，即使处在同样的环境中，我们也会因为关注点的不同而产生完全不同的感受。我们往往认为是环境造成了自己感受的不同，认为环境是刻意针对我们发生的变化，故意顺着或阻碍着我们。但环境中一直都存在着积极因素和消极因素，我们之所以会存在着不同的感受，其实是因为自己看到的、感受到的不同而已。

在这里有一个值得深思的问题：我们究竟是因为感受到环境中的因素才让自己情绪变化，还是因为自己的情绪变化才感受到环境中对应的因素呢？

有的人一定会说是因为环境因素变了才影响了自己的情绪，并能够举出各种各样的例子来。这种看似有一定道理的说法其实又将责任 "甩" 给了环境，如果我们仔细思考，就会发现事实可能并非如此。

一方面，环境并不会主动为了我们发生变化，就像路上该堵车的时候还是会堵车，并不会因为我们的出现才堵车；另一方面，当我们处在某种情绪中，关注点往往会集中在相似的环境因素上，就像我们生气的时候，其他人说什么都觉得想吵架。

所以，大家应该清楚，当我们情绪发生变化，对不同事物的耐受度和满足感也相应发生了变化，才感受到了环境中不同的因素。而情绪源于自己的主观态度，与其说是生活真的变得顺利或不顺了，不如说是自己的主观态度认为顺利或不顺了。

有的人说生活像个"0"，一件事的结束会影响另一件事的开始，往复循环，态度对生活的影响也是如此。当我们对待生活的态度处在一种状态时，会采取对应的方式应对生活，又会得到对应的结果，从而使我们的生活一直稳定在这种状态中，就像生活态度积极的人，会积极地看待事情，也会收获积极的结果，从而更加积极地生活。

其实，这种说法并不完整，它只描述了态度影响生活的逻辑，却没有描述清楚态度与生活之间的关系。在我看来，生活应该更像个"8"，是由积极循环的"0"和消极循环的"0"上下结合，共同组成了我们完整生活的"8"，而这两个循环相交的点就是我们改变生活循环路径的关键点，也就是那些因为改变态度而改变了生活状态的事情。

由此可见，我们对待生活的态度会决定自己的生活在何种状态中循环，而如果改变了态度，就可以让生活状态切换到另一个循环中，这就给予了我们调整自己生活状态的主动权。当然，每个人都希望自己能够生活在积极的循环中，这就需要我们一直保持积极的生活态度，或者将当下的事情作为改变循环路径的关键点，换以积极的态度发现生活中积极的因素，使生活进入积极的循环中。

5.1.2　用积极的态度向前看

生活中，很多人对待生活、看待成长的态度就像墙头草，会随着环境中的"风"两头倒。他们并不是以自己主观对于成长的渴望来看待环境，而是以客观环境的状态来看待成长，当环境有利于成长时会积极主动、敢想敢做，而当环境变得不那么有利于成长时就开始消极拖延、自怨自艾。

这种状态导致的直接结果就是让自己的成长过于依赖环境的顺风顺水，而承受不了磨难和挫折，使成长无法连续和完整，形成了一段段的间隔，这就大大压缩了我们能够真正获得成长的时间和机会。

而我们要想提高自己成长的效率，最有效的方式就是对成长一直保持渴望，让自己在那些自认为不利于成长的环境中也能变得积极起来。这就需要我们转变自己观念中成长与环境之间的因果关系，要明白成长需要环境，但并不是环境决定成长，真正决定自己成长的，还是我们自己。俗话说"乐观积极的人，生活不会太差"，事实的确如此，当我们真正理解了态度会对生活造成影响时，我们才会真正地改变自己。

无论自己在当下是一帆风顺，还是举步维艰，我们都应该用乐观的态度面对自己正在经历的一切，让每一段经历都能够成为成长过程中突破自己的一次机会。可能对于当下生活艰难的人来讲，依然保持积极的态度笑对生活并不是一件简单的事情，但要知道如果不主动改变自己，不主动选择走出消极的人生循环，那么就很难走出人生的低谷，即使生活给予我们重新翻盘的机会，我们也显然没有做好准备，甚至连机会错过了都没有发现。

所以，我们不仅仅要在生活顺利的时候积极，在生活不如意、没有退路的时候更应该义无反顾地让自己积极起来，努力寻找和把握适合自己的机会寻求突破。即使生活的苦难不能够马上克服，我们也要珍惜每一次锻炼自己的机会，努力让自己收获更多的成长，为未来做好准备，乐观面对明天的生活，相信自己值得拥有更好的生活，只有这样，我们才能在机会真正来临的时候把握住机会，让自己的生活重回积极的轨道。

过去已成历史，即使留下遗憾也无法弥补；未来终将到来，明天的自己更加值得期待。

十年后的世界会是什么样子？十年后的自己又是什么状态？二十年后呢？

关于未来的自己、生活和世界，带着对美好生活的向往，我们可以积极地假设和期待。这些假设和期待，将以"具象化"的形式呈现出未来吸引人的样子，既为自己当下的生活和成长指明了具体的方向，也将成为我们今后努力奋斗和成长的动力源之一。

未来还很远，远到有足够的时间让我们成长，未来也很近，近到我们从当下就必须要开始努力。我们要用积极的心态向前看，看到美好的未来，看到一条从当下延伸到未来的台阶"路"，然后在这条"路"上积极、坚定地走下去。

5.1.3　目标就是追求自我实现

要想实现"期待的我"的目标体系，需要我们在生活中不断追求自我实现，每一次自我实现，我们的成长就会迈上一级新的"台阶"。

自我实现，是我们主观上感受到自己的潜能和能力在合适的环境中得到充分发挥，实现自己目标的过程，通俗理解就是全身心投入到一件事上，得到了想要的结果，自己感到满意并觉得没有留下任何遗憾。追求自我实现既体现了一种对待生活的态度和目标，更是加速自己成为"期待的我"的有效方式。

生活中，人人都渴望自我实现，但受限于自身和环境因素，总是会有不尽如人意之处，很多人便因此放弃了对于自我实现的要求和追求，开始了"不求有功，但求无过"的随波逐流。俗话说"永远叫不醒一个装睡的人"，如果一个主观上已经不再想追求自我实现的人，那么不管他嘴上说得多么努力，他也不会发挥出自己的全部实力和潜力；而对于那些觉得自己能力有限的人来讲，他们的成长显然存在着自我设限的"天花板"，显然也缺少"自我突破"的动力和机会。

这些人显然更看重自我实现的结果，而不是追求自我实现的过程。所以，他们不仅没有利用到追求自我实现带给自己的激励作用，反倒让自我实现的结果成为束缚自己的枷锁，陷入了对自我怀疑的漩涡中。

其实，我们看待自我实现，可以将其视为"高级"的"不高级"。

说其"高级"，是因为追求自我实现是在满足我们的最高层次需求。人本主义心理学家马斯洛在其需求层次理论中指出，人的需求从低到高分为五个层次，分别是生理需求、安全需求、爱与归属感、尊重和自我实现。

一般而言，需求需要从低到高逐层满足，但从现实生活来看，需求的满足并不存在这样必然的先后顺序。我们可以跨过低层次的需求直接满足高层次需求，同时低层次的需求也会变得不那么迫切，就像在生活中，如果一个人家庭和谐，在爱和归属感方面得到满足，他就不会在乎生活的艰苦。此外，我们满足需求的动力会随着需求层次的提高变得越来越强，而自我实现作为最高层次的需求，显然其带给我们的激励作用超越了其他层次的需求。

而说其"不高级"，则是因为自我实现就发生在我们普通的生活之中。小到准时赴约，大到实现梦想，都可以视为自我实现，我们不要认为自我实现只包含那些实现"伟大事业"的结果，更应该看到自己在日常生活中是如何通过努力实现自我期待的目标而感受到自身价值的过程。

那么，我们要如何追求自我实现呢？

心理学家罗杰斯曾说过："自我实现是主动地参与属于我们的生命体验。"这句话表明了追求自我实现的有效方式是主动参与。主动参与包含两个方面，即主动和参与，主动是态度上的主观愿意，而参与则强调的是行动上的亲力亲为。所以，通俗理解追求自我实现的有效方式，就是对主观愿意追求的目标持续不断地投入时间、精力、资源以接近并实现目标。显然，两者要保持和谐一致，并且缺一不可。

而在生活中，我们最容易出现的问题是"眼高手低"和"耐不住寂寞"。"眼高手低"说的是自己想要实现的目标很高，但目前自己并不具备达到目标的资源和能力，这显然是行动跟不上态度；"耐不住寂寞"说的是自己因为实现目标的过程漫长、无聊而无法坚持下去，这明显是态度不够坚决，无法支撑自己的行动。

由此可见，要想达到自我实现的状态，我们必须在主动参与中努力做到态度和行动上的协调一致，及时根据实际情况调整自己，踏踏实实、一步一个脚印地发挥出自己的全部能力和潜能，只有这样，我们才能在水到渠成中实现自我实现的目标。

5.1.4　自我认可与价值奉献

每个人都应该努力追求自我实现，但要如何评价自我实现呢？我认为，至少要在自身的角度做到自我认可、在环境的角度做到价值奉献，这样才算做到了真正的自我实现。

自我认可是自己对追求自我实现全过程的接受和肯定。如果从追求的目标，到追求的过程，再到最后获得的结果，我们都能够按照自己的意愿全身心地投入而毫不保留，也能够做到问心无愧、不留遗憾，那么就是我们从自身的角度接受和肯定了自己实现的价值。

在生活中，很多人无法达到自我实现的状态，原因就在于无法做到自我认可。有的人明确了目标却又慢慢地对目标产生了怀疑，有的人付出了努力却因为更在意回报和结果而觉得自己的付出不值，有的人收获到了预期的结果却因为欲壑难填而想要更多，无论是忘了初心，还是有始无终，还是欲望膨胀，最终都无法感受到自我实现所带来的成就感和满足感，他们是无法感受到自我实现的状态的。

价值奉献是自己主观上愿意主动为他人、为社会承担更多责任、奉献更多价值。我们追求自我实现的过程本身会创造社会价值，但这种价值的贡献并不会以自己的意志为转移，是行动产生的客观结果。而价值奉献，则是在追求自我实现创造客观社会价值的基础上，主动拿出自身获得的价值转化为社会价值，担起更多的责任与义务，为促进社会和谐发展贡献更多的力量。这种"利他精神"将使他们赢得来自他人和社会的尊重，是精神层面的财富，这些往往会超越自我实现所带给我们的物质、身份、地位等的收获，所以，我们说价值奉献是自我实现的"倍增器"。

生活中，很多人认为自己的生活还很困难，或者等以后成功了再回馈社会。其实，这种心有余而力不足的想法限制了社会进步，进而也限制了个体的发展。一个社会的发展，要依靠所有人的力量，如果大家都带着"价值奉献是轰轰烈烈的"这样的观念，如果大家都觉得不"捐款几个亿"就不算为社会做贡献，那么可能大家都活在过好自己"小日子"的观念里，谁也不愿意奉献，社会就失去了前进的动力。

其实，价值奉献不在大小，涓涓细流终能汇成江海，只要大家都能在自己的能力范围内主动地奉献出价值，就会形成推动社会和谐与发展的强大动力，就如同《爱的奉献》歌词中写的那样"只要人人都献出一点爱，世界将会变成美好的人间"。

在自私的人眼中，价值奉献是将自己的东西给予别人；但在无私的人眼中，价值奉献是在为促进社会发展贡献自己的力量，他们能够看到社会进步所创造出的更好的环境，让所有人都更有机会自我实现。所以，今天的价值奉献，也是为了自己的明天。

5.2 探寻个性化的成长环境

成长需要合适的环境，但现实是环境并不时刻适合自己的成长。

虽然我们无法改变环境，但却可以改变处在环境中的自己。我们可以主动发现、接近和维持环境中那些适合自己成长的部分，减少在阻碍成长的环境中浪费的时间，用主动的选择形成适合自己的个性化成长环境。

促进成长原本是教育的目的，形成适合成长的环境原本是对教育的要求。但在现实的情形下，当下的教育并不能提供适合自己的成长环境。不过，我们可以通过模拟合适的教育中会出现的场景，间接告诉自己适合成长的环境是什么样子的，然后在现实世界中寻找类似的环境组成符合自己"个性"的成长环境，加速自我成长。

5.2.1　成长需要个性化教育

在谈及个性化成长环境之前，我们需要首先理解个性化教育。

大家知道，教育作为促进成长的最主要方式，其本身应该朝着有利于受教育者成长的方向发展，真正做到有教无类、因材施教。但从当前的教育现状，以及教育事业的发展来看，距离理想目标还具有很长一段距离，随着教育越来越受到重视，凸显出来的问题也愈发被人诟病。

在这样的情况下，就需要对教育本身和教育事业的发展进行更多的思考和理解，即使不能改变整体的大环境，我们也需要从自身的角度做出改变，努力提高教育在自己身上产生的效果。

而个性化教育作为教育的一种形式，强调的是教育的个性化，就是针对受教育者自身的特点和需求因材施教。虽然个性化教育并没有成为主流的教育形式，但我们可以在对教育本质的分析、对个性化教育内涵与特点的理解的基础上，反向寻找和探索对应的、能更好促进成长的环境，并有意识地在类似的环境中加速自我成长的效率。

1. 对于教育的理解

《现代汉语词典》中曾对教育的解释是：教导，启发；百科中对教育的说明是指教育者有目的、有计划、有组织地对受教育者的心智发展进行教化培育。可见，无论是哪个解释，对于教育的本质都可以理解为教育者通过一定的方式和努力，让受教育者成长的过程。

但这其中也存在一些理解上的问题，不同的人可能理解成截然不同的含义，如果这些问题无法明确，教育的结果就很有可能偏离了初衷。例如，同样是让受教育者成长，那么是按照教育者的期待还是按照受教育者自己的意愿与需要成长？再如，同样是通过一定的方式和努力，那么这是指教育者擅长的，还是受教育者能接受的呢？

以上类似的问题，归根结底都是谁才是教育过程中的主体这个问题，我们也只有明确了这个问题的答案之后再来看教育，才能真正让教育有意义。否则在主次不清的情况下，很有可能出现"教的不想学、想学的不教"的情况，不仅浪费了教育资源，也浪费了受教育者宝贵的时间。

很明显，如今的教育是以教育者为主体。

从个体的角度来看，受教育者要服从教育者的安排，走在他们期待的道路上。无论是家里的长辈、学校的老师还是单位里的领导，每个人都会对我们有所期待，就像我们经常听到"这个孩子有天赋，好好培养，将来在某方面一定大有作为"，他们随便就对我们做出了主观的判断，甚至是安排，但并没有考虑这些是不是我们想要的，是否真的适合我们。很多时候，我们就是在这种"老师"或"导师"的指挥下，走向了自己并不想走的方向，慢慢地成为他们想让我们成为而不是我们自己想要成为的样子。

而从社会的角度来看，无论是学校教育，还是培训机构，目前的教育模式也都是以教育者为主体构建的。就像在学校教育中，统一的课程和教学内容安排、单一的以讲为主的"填鸭式"教学、以成绩作为唯一评判标准的考试等都是有利于教育者管理的形式，我们称之为工厂化教育毫不为过。他们用唯一标准、单一模式、统一内容对应不同的受教育者，就如同在工厂的流水线上，不同的材料都被按照统一的标准和工序进行加工，最后用唯一的标准来判定成品的优劣。很显然，如果假设学校是一个面包厂，那么只有面粉是优秀的，其他诸如木材、钢铁、塑料等的材料都会被判定为不合格，因为这些材料不能做成面包。但这些材料真的就没有用了吗？当然不是。我们知道钢铁可以建造桥梁，木材可以打造家具，而这些又是面粉无法做到的。

其实，各种材料都有各自的用途，就如同每个人都有自己的闪光点、都有自己擅长的领域一样，"三百六十行，行行出状元"。但在以教育者为主体的工厂化教育中，唯一的评判标准会扼杀掉大多数人的闪光点，让很多人在还没有真正发现和发挥自己的长处时，就已经失去了对于自己天赋和未来的信心。

所以，我认为教育应该是以受教育者为主体，尊重他们的意愿与需求，按照他们可接受的方式，努力促进他们成长的过程。既然教育的本质是让受教育者成长，那么教育的目的就应该是让受教育者成为自己想要成为的样子，而不是教育者想让他们成为的样子。

如果非要给教育定义，那么我愿意定义教育为大家成长和发展的土壤，即教育的核心是提供适合每个人自由且自主成长的环境。我一直坚信，如果给予受教育者合适的土壤、精心的呵护，并在他们需要的时候给予足够的养料和水分，那么受教育者这颗种子一定会快速地生根发芽、茁壮成长，一定会成为自己想要成为的样子，绽放属于自己的光彩。

2. 个性化教育什么样

个性化教育是以受教育者为教育过程主体的一种教育形式，

是在接受教育的不同阶段和不同方面，教育者尊重受教育者的意愿和需要，有针对性地运用不同的教育方法让受教育者快速成长和提高的教育。在个性化教育的过程中，老师或导师不是按照自己的意愿与安排对受教育者进行指导，而是根据受教育者的需要来选择"有所为"和"有所不为"，这也是与传统教育最为本质的区别。

个性化教育可以划分为初期、中期和后期三个阶段，在每个阶段结合受教育者自身成长的需求，有不同的教育侧重点和方式。

从宏观的角度来看，在初期主要是根据受教育者自身的能力基础和成长的需要，侧重于受教育者的基本生存和发展的能力与技能的培养，提供多样化的成长和发展环境供受教育者自主选择；在中期主要是在受教育者选定了适合自己的环境和方向后，侧重于在其选择的特定领域里专业技能方面进行引导、发掘和在为人处事方面的指导；在后期则是在受教育者塑造自己"想成为的样子"的阶段，侧重于协助受教育者将理论联系实际，帮助受教育者克服成长和发展中遇到的问题。

从具体操作的角度来看，在初期要从生活中所需要的基本知识和常识、基本的生存技能等人人适用的内容对受教育者进行普及；要结合每个人各自的性格特点、成长环境等因素，对受教育者的核心能力素质系统进行培养；要营造多样化的成长和发展的环境，展示多样化的成长和发展的方向，让受教育者在充分的体验后自主选择适合自己的环境和方向。这个阶段可采用普遍教授的方式，让受教育者全面接触，更好地做出选择。

在中期要结合受教育者自主选择的环境与方向，以受教育者主动学习为主，根据受教育者的现实需要，教授其所选择方向上专业领域里的知识和技能、实用技巧和实践经验等内容，引导受教育者主动发现自身在这个方向上要提高的内容，帮助挖掘受教育者自身的天赋和优势，鼓励其将知识应用到实践中。这个阶段需要采用因材施教的方式，在教授教育者做事的同时首先教其如何做人。

在后期要结合受教育者在自己选择的环境和方向上的表现与需要，侧重于在实践中发现的对自我、对世界、对社会在认知方面的问题进行解答和引导，对在成长和发展中遇到的问题进行辅导，鼓励受教育者在实践中调整自己，以理解和共情的态度强化受教育者对自己"想成为的样子"的肯定与坚持。这个阶段可以采用有取有舍、正向引导为主的方式，让受教育者感受到成长中的鼓励和陪伴。

对个性化教育不同阶段的理解，我们可以发现，教育者在个性化教育中的主要职责正如韩愈在《师说》中对师者的定义，即传道、授业、解惑，只是更加强调的是要在尊重受教育者自主选择的基础之上，根据受教育者实际的需要来分阶段进行传道、授业、解惑。我觉得，如果在当下的教育中，老师能够对学生彼此的不同、对其选择多一些尊重和理解，并能努力营造适合每个学生发展的环境，那么可能每个学生在教育的过程中都能更有获得感和成就感，可能在生活中、在社会中也会表现得更加优秀吧。

与当下的教育模式相比，个性化教育最大的特点是体现因人而异的"个性化"，具体来看，主要有三个方面的表现：一是教育过程主体的变化，从教育者转变为受教育者，让受教育者可以更好地遵循自己的意愿和需求自发成长；二是教育内容的变化，从按照统一的教学计划教授同样的内容转变为根据受教育者所处的不同阶段、不同需求教授特定的内容，并持续注重"做人"方面的教育；三是教学形式的变化，从统一的填鸭式教学转变为结合教学内容、受教育者所处阶段对应采取多样化的教学形式，以解答受教育者的问题为主，引导他们在实践中自我成长。

个性化教育对于成长的意义也主要体现在三个方面：一是让我们拥有了自主选择的权利。我们不再需要按照老师或导师的安排、为了实现他人的期待和要求去学习，而是根据自己的兴趣主动学习，可以按照自己的意愿和需求选择自己想要成长和发展的环境与方向。在自主选择下，我们可以集中时间与精力去做自己想做的事、追求自己期待的目标，真正让成长变成属于自己的成长。二是为我们的成长提供合适的土壤。我们可以在自己成长的不同时期得到与之适应的环境，初期我们可以体验多样化的环境并做出选择，中期我们可以得到选定领域的专业知识、技能的教育和为人处事的指导，后期我们可以得到成长和发展中遇到的各种问题的解答和引导。我们一直成长在完整且合适的土壤上，并在需要的时候得到足够的养料和水分，促进我们茁壮成长。三是让我们更有可能成为自己"想成为的样子"。在成长的过程中，我们可以根据自己的意愿选择，使自己一直处在适合的环境中，又有陪伴、引导自己的老师或导师随时为自己答疑解惑，这将让我们在成长的过程中不再觉得孤单和无助，也可以让自己在逐渐变得坚强和强大的同时，极大地放大自己的闪光点，让我们更有可能成为自己"想要成为的样子"。

5.2.2　形成符合自己个性的成长环境

在对教育，尤其是个性化教育加深理解之后，我们可以从中意识到个性化教育促进自我成长，也可以更加清醒地认识到自己当下的成长环境与理想的成长环境之间的差别。感受到差距才能有针对性地弥补不足，我们才能更好地理解自己要如何营造符合自己个性的成长环境。

在大环境暂时无法改变的背景下，需要改变的是我们自己。我们可以将自己成长的意愿和需求假想到在"个性化教育"的形式下会出现何种环境，然后努力在生活中发现这种环境并让自己处于这种环境中，从而让自己迅速地成长起来。

生活中，很多人无法顺利成长起来的主要原因就是缺少适合自己成长的环境。在大多数人选择抱怨，等待合适环境出现的同时，极少部分人通过主动寻找和营造合适的环境最终突破瓶颈，他们也迅速脱颖而出，成为人群中的佼佼者。我真诚地希望大家都能够由等待、抱怨的那一个，变成主动行动的那一个。

个性化成长环境是突出"个性化"、强调"因人而异"，能够满足个人对成长的渴望和与众不同需求的成长环境。

俗话说"适合自己的就是最好的"，如果我们能够在自己有需求的时候就处在适合自己成长的环境当中，那么我们就可以在最好的状态下，非常高效地满足需求。

例如，在我们缺少某项技能需要学习时，恰好身边就有相关知识的书籍和练习技能的案例，我们就可以边学边练，将理论与实践结合，让自己迅速掌握这项技能，应用到生活中去解决问题。

再如，在我们对一个问题百思不得其解时，恰好身边就有这个问题的专家，我们就可以向专家请教，专家不仅可以解答我们的疑惑，还能传授我们很多有用的经验，使自己迅速获得突破。

像以上这种在自己有需求时身边出现书籍、专家的情形，就是适合我们的个性化成长环境。很多人可能会问："个性化成长环境确实很好，但是哪有这样的环境啊？"的确，我们可以立即说出影响自己做事、影响自己成长的种种不利因素，而对于促进自己做事和成长的环境因素往往很难准确把握，毕竟如果自己清楚这样的环境是什么样的，谁都不会傻傻地等待、消极地抱怨了。

但在这里，我要反问这些人："饭总需要别人端到嘴边才能吃吗？如果没有对应的环境，不会自己去寻找和营造吗？"

其实，如果在自己有需求的时候能够仔细思考，我们是能够明确满足需求的成长环境的，如果当时身边没有，我们就应该主动寻找对应的环境，或者努力在身边营造出对应的环境。

这里以本人为例。我个人会对自己想做但目前不能做的事，或者当下能力不足以应对的事情认真剖析，找到这些事情中自己真的需求什么，又需要什么样的成长环境，然后主动寻找和营造对应的环境。例如，我会主动寻找并进入对应的圈子中向内行的专家学习、掌握行业的发展动态，让自己在保持对事情动态认知的同时，不断地让自己成长；再如，我对于一些问题疑惑不解时，我会主动约上与之相关的朋友交流，主动营造适合自己答疑解惑的成长环境，在与朋友坦诚地交流中，向他们虚心学习。这样做确实让我成长很多。

我也希望大家不要再等待适合自己的成长环境自然形成了，

而是应该培养主动出击的意识，主动寻找和营造符合自己个性的成长环境。

个性化成长环境其实是符合要求环境的集合，要一直保持随着自己意愿和需求变化而动态调整和丰富的过程。我们要主动接触和维持与那些能够给自己带来迅速成长的环境之间的关系；要在这些环境发生变化，无法满足自己意愿和需求时迅速离开，转移到更适合自己的环境中；也要在身边缺少合适的成长环境时，第一时间去寻找和营造新的环境。总而言之，对于成长环境的选择并不存在着类似于交朋友中的"有用则用之，无用则弃之"的"功利心"，我们需要做的就是在不断地调整和丰富中保持身边的环境适合自己的成长。

个性化的成长环境决定了高效自我成长的最终效果。我们说过，环境是成长的土壤，如果土壤贫瘠，用再好的种子也无法取得好的结果；而如果土壤肥沃，即使不是很好的"种子"，也能结出更多的果实。由此可见，环境对于成长的影响是巨大的，如果我们形成了适合自己的自我成长方式，又能够形成适合自己的个性化成长环境，那么就如同优质的种子种在了肥沃的土壤上，必将结出累累硕果。

第 **6** 章

看看他人走过的路

每个人的人生和自我成长都是最宝贵的财富。

针对人生中比较重要的内容，我将以他人生活中真实发生的经历为案例，结合个人的理解和感悟，简单谈谈自己的思考与理解，希望通过审视他人走过的路，以此抛砖引玉，引发大家对于自己人生和自我成长的思考，形成自己面对人生的锦囊妙计，走好成长之路。

　　人生长路漫漫，生活也会有高潮和低谷，一段段生活经历也产生了或喜或悲的不同结果。我们既不能指望每一段生活经历都能收获自己想要的结果，也不能因为一次失败就悲观地认为生活处处针对自己。其实，每一天的生活、每一段经历都如同游戏中"打怪升级"的过程，最终是要逐渐塑造起坚强、负责任、敢于承担的强大的自己。

　　但在生活中不存在游戏中自动收集经验、收集装备的机制，所有生活经历中的经验、教训都需要自己感悟和接受，最终能收获多少更是完全看个人的悟性。只有在生活中养成时刻努力感受和思考的习惯，才能让每段生活经历都成为我们人生的有效积累。但我们同样可以通过对他人经历的感同身受，获得自己未曾经历过的经验和教训，这也是将我们有限的人生向无限扩展的有效方式。

　　以下的案例都是对生活影响较大的内容，是在与他人交流中获得的典型案例。我结合个人的经历和思考，提出了自己的思考和建议，由于个人经历有限、能力有限，很多都是自己的"一家之言"，只是希望大家能够以此为基础，结合实际情况用心思考自己的人生，获得自己的感悟，促进自己不断地向更好的方向发展。

　　如果大家觉得建议中有可取的部分，也希望大家能够将其转化为自己的理解，而不能完全照搬照用，只有这样，才能让成长完全属于自己。

6.1　关于工作的建议与思考

案例 1: 职业选择 ≠ 会什么就只能做什么。

小 A 今年大学毕业，由于其所学专业相对冷门，对口行业内公司较少，招聘人数有限。小 A 投了几家公司一直没有下文，朋友建议他可以试试别的工作机会，但他心里一直有所顾虑没有实施，很担心自己找不到工作。

小 A 是职业选择问题中很典型的例子，属于对本专业就业的执念特别强的类型。而限制他们不愿意也不敢选择其他行业的原因主要有两条：一是觉得自己所学如果不用，会很可惜；二是其他工作有门槛，还需要时间学习，害怕自己做不好。正是由于这样的想法，使他们不敢尝试自己没有"学过"的工作，而是选择求稳，哪怕是自我设限，限制了自己可能的发展空间。

其实，无论什么工作，核心都是解决问题，背后的逻辑是一致的，只是运用的知识不同而已。我们在大学的专业教育中，看似是学习一个方向的知识，其本质却是以一个方向的问题为例子，培养我们从学到用的逻辑。而这套逻辑完完全全可以运用到其他方向中去，只需要弥补上所缺少的专业知识，就可以适应新方向或新领域的工作，就像生活中那些跨界者，同样可以取得令人瞩目的成就。

所以，对于职业选择，一定要跳出"会什么就只能做什么"的误区。我们可以选择自己会做的工作，也可以选择接受新的挑战，要相信自己过往形成的解决问题的逻辑和经验完全可以应对各种工作的要求。

案例 2：对于工作，是态度决定意义，还是意义决定态度？

小 B 和小 C 是同一家公司的员工，工作内容差不多，两人关系不错，经常会在一起交流。最近小 B 向小 C 抱怨工作无聊，自己提不起精神；小 C 却截然相反，他觉得自己积极地看待工作，反倒觉得工作越来越有趣了。

小 B 与小 C 的不同状态，恰好是关于工作态度与意义之间关系的不同看法。很多人如小 B 一样，认为工作的意义决定了自己的态度，只有那些有意义的工作才值得去做，否则就觉得是在浪费时间。

的确，每一个单位、公司都或多或少地存在人浮于事等问题，也存在着大多数工作重复且乏味的现象，这些确实会打击员工的工作积极性，但工作总是需要人来完成的。前文中我们提到过，职业的职责都是好的，只是在这个职位上的人没有做好，如果我们总是将个人的情绪和喜好放在工作之前，因为一些不合自己心意的事情就对工作反感、对领导和同事反感，认为工作没有意义，那么即使再有意义的工作也会无法调动起自己积极的态度。

可见，在工作中，我们要努力控制和排除情绪和喜好的影响，以积极的态度对待工作，努力实现工作的价值。

案例 3: 区别个人与工作，才能让工作关系融洽起来。

小 D 最近很烦心。他的领导脾气不好，常常因为一点小事对其劈头盖脸大骂一顿，而且说的话也很难听，前两天自己实在没有忍住就和领导吵了起来，到现在两个人还没有和好，导致很多工作都无法继续推进。

俗话说"对事不对人"，但在现实的工作环境中，大家往往会由"事"引到"人"身上。就像工作中出现一些失误时领导批评，有的领导即使只批评错误，个别员工也会觉得领导针对他；而那些脾气不好的领导则会劈头盖脸一顿批评，将"事"变为人身攻击。

领导批评犯错的员工，错了吗？没有。员工反感对自己人身攻击的领导，错了吗？也没有。双方看似都没有错，但如此一来，往往会因此引发彼此之间工作关系的僵化，从而影响工作效率。那么，要如何促进领导与员工之间工作关系的融洽呢？

其实，无论是领导，还是员工，都应该将个人与工作区别看待。作为员工应该明白，领导对自己的批评指正，是作为领导与员工职位对职位之间的工作关系，不管谁是领导、谁是员工，犯错误就应该挨批评，这并不是针对个人。作为领导也应该明白，员工对应的是职位、是工作，而不是对应的"人"，不应该将个人的情绪宣泄到员工的身上，就事论事永远都是对的，但就事评价人则不对。

所以，严格区分个人与工作，才能让领导既能保证权威，又能赢得员工的尊重，从而让员工既获得成长，也能感受到平等，这样才是促进彼此之间形成融洽的工作关系的有效方式。

案例 4：工作不是生活的全部。

小 E 的公司执行"996"已经有很长一段时间了，有时候即使休息的一天也会加班。虽然小 E 的收入颇高，但他最近觉得自己的身体有些吃不消了，而且有好久没有回家陪父母了，更别提和朋友一起聚餐了。

小 E 的工作几乎占据了生活中除了睡觉的全部时间，这也是当今年轻人面临的比较突出的问题。"年轻时拼命工作赚钱，到老了花钱续命"，我们认为抓住了生活幸福的希望，却不知自己正在放弃原本就很幸福的生活。

工作虽然占据了生活的大部分时间，但并不代表工作就是生活的全部。除了工作，还有家庭、朋友，还有理想、目标，我们应该兼顾方方面面才能让生活丰富起来，自己的身体和心理才能够健康。我们的生活应该自己做主。如果不想加班，我们可以换工作；如果不想换工作，那么就要坦然地接受加班。

其实，每个人都应该好好思考一下自己想要的生活究竟是什么样子，给工作之外的生活预留出合理的时间和空间，不要盲目地为了忙而忙，重新拿回自己做选择的权利，不要再陷入纠结中，努力让自己的生活进入稳定且积极的循环中。

6.2　关于爱情与婚姻的建议与思考

案例 1：爱情不是占有，而是陪伴。

小 F 最近又和女友分手了，这已经是他分手的第三个女友了，而且分手的理由出奇一致：受不了小 F 时时刻刻"看着"自己，感觉和他在一起没有自由。小 F 除了伤心，自己内心也在疑惑："我那么爱你为什么还要离开我呢？"

有的人在爱情里，想时时刻刻都与对方待在一起，即使某时段不在一起，也会时刻关注对方的动态，甚至限制对方正常的人际交往。这样的爱情，最后往往是以分手收场，这样只想着占有的人，最终都很难拥有爱情。

每个人都有自己习惯的时间与空间安排，即使双方因为爱情相互占有了对方的一些时间和空间，也不能完全霸占对方的时间与空间。虽然在爱情中每个人都会有占有欲，但一定要有限度，我们不能因为自己很爱对方就要时刻占有对方，这样自私的爱情已经变了味道。

其实，爱情最好的状态是"若即若离"的陪伴。爱情中的任何一方，既要信任对方，给予对方必需的自由时间与空间，又要在对方需要自己时，给予足够的陪伴。爱情中的彼此作为对方心中最亲近的人，如果能够在对方需要安慰与陪伴的时候陪在对方身边，那么将明显地加深彼此之间的感情，这也远远强于一起玩、一起闹时对爱情的促进作用。

案例 2：我为你付出所有，你却和我分手？

小 G 和女友相恋五年了，他很爱女友，总是把自认为最好的给女友，甚至为了女友自己也改变了很多。但却感觉女友并不是很在乎他的心意，还说他变了，最近甚至坚决要与他分手。

生活中很多人坚信，"我爱你"就是愿意为"你"改变、为"你"付出，而不计回报、不计代价，但最终的结果往往是爱情没了，并且让自己遍体鳞伤。

爱情中双方的平衡是极其重要的。我们可以抽象地将爱情视为一个天平，双方在两端向彼此靠近，如果将这种想法放到爱情的天平上，就会发现你改变、付出，努力向对方靠近，而对方没有向你靠近或向你靠近的速度不如你时，天平就会失去平衡。物理让我们知道，天平失去平衡后，离中心点更远的物体会向下滑动，而且滑动的速度远远快于靠近中心点的物体。显然，当对方滑离爱情的天平时，只会留下受伤的你。

其实，最好的爱情是双方互相适应以达成平衡。爱情发生时，本来就是双方身上有吸引彼此的"点"，一味地付出、改变，早晚会改变吸引对方的"点"而成为对方不喜欢的样子。有时候"保留真我、活出自我，在彼此的沟通和适应中调整自己"这种看似"自私"的行为反倒会促使爱情平衡。此外，爱情的付出与回报不是简单的算术题，爱情中的付出都是自愿的，不求回报但也不能不计回报，需要看到对方的付出作为回报来达到内心的平衡，这种回报并不一定是等价的，而在于自己内心的感受，能够感受到对方爱自己，哪怕只是加班深夜回家热好的剩饭，也一样会感受到爱情的温度。

案例 3: 爱情与婚姻。

小 H 与相恋多年的女友分手了，因为双方家里不同意他们结婚，他之后不得不应付家里亲戚安排的相亲，但仍然忘不了前女友。他陷入了爱情与婚姻的纠结中，为什么"有情人终成眷属"那么难呢?

婚姻是双方的结合关系在法律上的承认。

但婚姻与爱情之间是否有关系，需要辩证看待。有的人认为爱情等同于婚姻，认为"凡是不以结婚为目的的恋爱都是耍流氓"；有的人认为婚姻是爱情的坟墓，"只要结婚了，爱情就没了"；还有的人认为婚姻与爱情无关，"门当户对"才是婚姻的本质。对于这个问题大家仁者见仁、智者见智。

其实，无论大家如何看待爱情与婚姻之间的关系，我们都必须接受"不一定爱情都会变成婚姻，而有婚姻不一定就有爱情"的观点，理性地看待和承担起爱情与婚姻的义务与责任，要享受过程而不是仅仅在意最后的结果。当然，婚姻是爱情最好的结果，有爱情的婚姻会更幸福。

6.3 关于家庭关系的建议与思考

案例 1：父母与子女之间需要平等与尊重。

小 J 的父母很重视她的发展，但总拿"别人家的孩子"和她做对比，看到"别人家孩子"做得好时就会向小 J 提出要求，这给小 J 造成极大的困扰，她自己非常努力，但还是达不到父母的要求，自己一度陷入抑郁中难以摆脱。

父母与子女之间是最亲近的，但也经常会在生活中出现"相爱相恨"的情况，往往是由于父母与子女之间缺少平等的关系。父母管孩子、孩子孝敬父母，很多人认为是天经地义的事，但也造成了父母以"为孩子好"为理由不停地使用权威帮孩子做选择，孩子为了争取自由、争取做决定的权利开始叛逆。

其实，父母与孩子的目标都是为了"孩子能够独立，有好的发展"，而分歧主要产生于"父母对孩子不放心"和"孩子过度自信"上。孩子经验少但最懂自己想要什么，父母经验丰富但不了解孩子真实的处境，双方都为了证明自己是对的，选择了对抗而不是沟通的方式，最后造成彼此之间关系的僵化，如果双方能够在平等和尊重的基础上互相倾听、互相沟通，很多问题都可以形成更好的处理方式。

所以，父母不要觉得孩子什么都不懂，而是要相信孩子，在适当的时候帮他们提提醒、出出主意，孩子就会做出更好的选择，尤其是对成年子女，不让他们获得独立的能力，"妈宝"将永远长不大。孩子也不要觉得"父母多管闲事"，除了父母，谁能真心为了你好？要控制好自己冲动的情绪和急于证明自己的想法，多听听父母的建议和意见，理性寻找最合适的处理方式。

案例 2: 别让亲情成为利益的"工具"。

小 K 在公司奋斗多年，最近被提拔为高层管理者，家里突然多了很多求自己办事的亲戚，帮也不是、不帮也不是，让她着实很烦恼。

亲戚，本来作为血缘上亲近的人，彼此之间更容易形成依赖和互助的关系，但随着社会风气和物质欲望的变化，反倒逐渐成为攀关系的载体，成为获取"利益"的工具。如果你发展得好，就会有多年未见甚至从未见过的远房亲戚上门找你办事，你帮了不见得感激你的好，但你不帮却一定会被"上纲上线"地说不好，仿佛亲戚之间"帮忙"是理所当然。

其实，于亲友之间，一定不要让利益成为彼此之间联系的纽带，或穷或富，是每个人自己的生活状态，与他人无关，而情感的亲近，才是彼此之间真正的连接，正是因为有了"情"的存在，才有了在彼此有需要时帮一把的互助基础。

所以，我们对待亲戚，要"情"字当先，"利"在最后，不要让自己成为"趋炎附势"的人，而是要成为在真正有需要时能够雪中送炭的人。对于那些有求于我们的事，也要守住自己的原则和底线，能帮则帮，不能帮则不帮，亲友之间，有"情"的会理解你的难处，而只有"利"的，我们也不必在乎他们会说些什么。

6.4 关于社会关系的建议与思考

案例 1: 为什么别人见不得 "我过得好"?

小 L 最近生活很顺利,工作升职加薪,又找到了一个家庭殷实、对自己很好的男朋友。本来很顺心,但最近她发现同事中总在谣传着自己的事,那些经常一起吃饭、逛街的同事总找借口远离自己,见面说话还经常透着一股 "酸味",让她感觉很不自然。

生活中,表现出见不得 "别人比自己好" 的 "酸葡萄" 心理的人不在少数,这种心理已经远远超越了 "由于自己需要没有被满足" 而形成的单纯羡慕和嫉妒,演化成了 "只在乎得到与否,而不管是什么" 的不健康心理状态。

其实, "如果是我该多好" 的想法是每个人都会产生的正常心理,会激发我们继续努力的动力,但如果不在自己身上找原因,反倒认为 "是别人抢夺了应该属于自己的东西" "自己得不到就是对自己造成伤害" 等的极端想法时,说明心理已经到了不健康的状态,就需要心理干预的介入。

这种心理产生的原因，可以从心理和社会两个方面来理解。在心理方面，既希望自己的付出能够获得超过预期的回报，即"运气"降临到自己头上，又希望自己能够过得比别人好，建立起心理上与他人的比较优势；而在社会方面，在"你有我也要有"的攀比心态下会更多地关注自己与他人之间存在的差距，又会受到社会的影响，总会不由自主地认为"得利"的背后存在着不正当的竞争手段。

所以，我们要正确地看待"别人比自己好"这种状态，要明白自己是自己、别人是别人，别人得到什么与自己没有关系，也要认识到"别人比我们更努力"及自己的不足，及时总结经验和教训，不去计较一时之得失，将自己与他人存在的差距转化为继续努力的动力，这才是争取自己"想要的生活"的最好方式。

案例 2: 我是领导!

小 M 是某单位的一把手，平日在单位里自己说了算，去外面也有秘书负责安排一切事务，习惯了自己的身份。而某一次自己外出，遇到排队的事情习惯性地插了队，被他人指责后一句"我是领导"脱口而出，反倒成了众矢之的，让自己极为尴尬。

每个人在社会中都会有一定的社会身份，也会带来一定的权力和地位。社会身份是社会形成有序秩序所带来的产物，其背后的权力和地位本来与人无关，无论是谁在那个"位置"上都会拥有相应的权力和地位，而一个人失去了所对应的社会身份后也应该失去对应的权力和地位。但在人情社会中，人脉关系、影响力导致了社会身份过度泛化，一方面使社会身份与对应的人画上了等号，另一方面扩大了社会身份本身的作用范围。

而从人的角度来看，其所占据着某种社会身份也过度泛化到了生活的其他方面，就像很多当惯了领导的人，无论是在家庭中，还是在其他场合，都习惯于"讲官腔"，显然这是其在社会不同身份中的一个身份起到了主导作用。其实，如果抛开社会身份，每个人都是平等的，只有在对应情境中，社会身份才让人与人之间形成了上下的层级关系。

所以，我们应该对自己的社会身份有一个清晰的认知，不要过于泛化某一身份，并且要在不同的社会身份下都能表现出真实的自我，谁也不希望自己无论在何种场合都是一副面孔，让人感觉难以亲近。

案例 3: 我觉得你……

小 N 是一个特别爱传别人"八卦"的人，总是习惯性地评价他人如何如何，最开始很多人觉得有意思，但慢慢地大家就开始对他反感。每次当小 N 刚一说起这些的时候，大家都会找借口远离他。

我们对于谈论和评价他人仿佛有着"天生"的热爱，无论是别有用心还是闲得无聊，总是习惯于站在自己的立场上"八卦"他人。我们也知道这样的行为不妥当，所以大都是背地里"八卦"，而当面却是尽可能地说好话。其实，对于这样的人，大家心里都清楚他们说过什么，也不觉得他们值得信赖。

其实，我们习惯于谈论和评价他人，一方面受到社会的影响，将家长里短当成谈资，无论交流什么最后都会回到"人"身上；另一方面受到自己主观情绪的影响，喜欢或反感一个人，都会不由自主地根据自己的主观印象去谈论和评价这个人。但我们毕竟不是"他"，所说的内容必然也是非理性且片面的，而这些内容也会影响听到的人的判断，有可能造成以讹传讹的情况，进一步扩大了影响，造成了言论的麻烦，这也是人言可畏的原因。

所以，我们要不想让自己陷入言论的麻烦中，最基本的是要努力做好自己，不给别人留以话柄。嘴长在别人身上，说是他们的权利，但如果自己做得好，身正不怕影子斜，他们说的谣言终究会不攻自破，他们也会失去别人的信任。此外，我们也要做到尽量不去谈论和评价他人，一方面我们没有资格评价别人，另一方面如果我们的谈论和评价是错的，那么自己也会失去别人的信任，这将毁掉我们适应社会生活的根基。

6.5　关于自己的建议与思考

案例 1：管理好自己的情绪。

小 P 是一个喜形于色的人，又是一个控制不了自己脾气的人，多次因为情绪失控而与他人发生争执甚至动起手来，家里人想了很多办法，也让他去上了很多情绪管理的培训班，但他还是会失控。

情绪管理不是一个简单的问题，人人都渴望管理自己的情绪。这也"催生"了很多所谓情绪管理的手段和技巧，无论是"情绪产生时不急于表达，忍耐十秒钟之后再看自己是否还想表达"，还是"情绪波动时保持深呼吸"等，这些手段和技巧都是对已经产生的情绪进行控制，使之不明显地表现出来。这些手段和技巧看似有效，但只是解决了眼前问题，能控制一次并不代表以后就能控制得住，即使每次都能控制得住，长期压抑情绪也会引发其他心理方面的问题。

我觉得，情绪管理应该在情绪控制的基础上更进一步，要从产生情绪的源头，即从态度的角度进行管理，这才是我们管理好自己情绪的最佳方式。态度决定情绪，而态度又是由自己的价值判断和选择决定的，如果能够将注意力聚焦到事情的价值上，那么我们就可以维持稳定的态度，就不会因为看不惯他人为人处事的方式而让情绪产生波动，就能减少很多不必要的情绪产生。

所以，情绪管理是一个循序渐进的过程，每一段生活经历都是自己加强情绪管理能力的机会，我们应该专注于事情的价值，保持自己稳定的态度，努力减少生活中的情绪波动，并在产生情绪波动的情况下适当运用情绪控制的手段和技巧，尽早让自己成熟起来。

案例 2：学会拒绝。

小 Q 是大家口中的"老好人"，有什么事只要有求于她，她一定会尽其所能帮助大家。大家都因为解决了问题而感到快乐，但每一次回到家的小 Q 都会因为不断被拖延的事情感到苦恼。

不会拒绝是很多人的通病，也是影响自己合理时间分配最重要的因素之一。确实，人与人之间或多或少会需要彼此的帮助才能够做成事情，我们在获得他人帮助的同时，帮助他人也是理所应当的，但每个人每天都只有 24 小时，花多少时间、如何去花这些时间帮助别人，确实一个值得深思的问题。

如果我们为他人所花费的时间，是在拯救他人于危难之中，或者帮助他人完成至关重要的事情，那么这些时间也算使用得有意义。但联想到现实生活，我们往往将时间花费在了别人嫌麻烦、对他人来讲并非必需的事情上。我们这样仅仅是碍于情面而不忍心，或者我们根本就不懂得拒绝的方式。大家真的利用好时间了吗？

所以，对于时间这种宝贵的不可再生的资源，必须把握好用于帮助他人的时间限度，而将时间更多地分配给自己的成长和发展，这就要求我们必须学会拒绝。我们应该根据自己的能力和时间安排来决定是否要去帮助别人，"内心平静范围"是我们做出决定的一个关键因素，感到强人所难的事或在自己很忙而无暇顾及他人的时候就应该用委婉的方式拒绝，而一旦决定帮助他人，就应该努力尽早完成。

案例 3: 规律，真的"规律"吗？

小 R 善于总结，热衷于寻找生活中的规律，大事、小事都愿意去找到背后的逻辑，然后在生活中运用这些规律，乐此不疲。虽然小 R 大多数时间运用这些规律提高了效率，但最近几次却造成了很大的损失，这让他开始疑惑：规律就真的"规律"吗？

规律能够客观地揭示自然界和社会诸现象之间必然、本质、稳定和反复出现的相互关系和必然结果，是我们可以直接运用到生活中节约时间和提高做事效率的。但凡事并不绝对，规律也是如此，规律虽然意味着必然的结果，但同时也意味着必要的条件和适用的范围。如果我们认为规律是万能的，在做事时总是痴迷于寻找规律，或者将一些发生的结果由于惯性思维归结于某些规律，则很有可能忽视了规律发生的必要条件并不存在或并不在适用的范围内而导致规律"失效"的情况发生，从而造成不必要的麻烦。

在这里，我希望大家了解哥德尔第一定律与第二定律，这两大定律本身比较难理解，第一定律通俗地告诉我们"规律有其明确的适用范围和环境"，而第二定律告诉我们"超出适用范围和环境后规律必然失效"。当然，在日常的生活中，很多规律一直有效，是因为我们根本无法接触到这个规律失效的范围，但我们不能就因此认为所有的规律都不会失效。

所以，我们必须对规律有客观且清晰的认识，一定要抛弃"规律是万能的"这样的想法。在认知规律的时候，既要总结出规律的内容和必要条件，更要明确规律适用的范围与环境，只有这样，我们才能在今后的生活中合理地运用规律，达到事半功倍的效果。

案例 4: 如何养成习惯？

小 S 想要为自己培养一些好的习惯，帮助自己保持身体健康，以及促使自己更好的发展，但他尝试了很多养成习惯的方法，效果一直都不好。

习惯是根据自己的喜好，经过长时间形成的特定生活方式。每个人都会有一些特定的习惯，这些都是在长久的生活中通过不断的重复而形成的生活方式，成为让自己能够感到舒适和踏实的一种规律性行为。

习惯要经过长时间不断重复而养成，其一定是坚持的结果。我们要想养成习惯，必须克服自身状态和外界环境的影响，保持内心的喜好并努力创造机会坚持。社会中关于习惯养成，有很多的说法和做法，其中最为人所熟知的就是"21 天养成一个好习惯"，主要是应用行为心理学"21 天效应"来实现一个习惯的养成，对于这个方法是否有效我不发表意见，只希望大家思考：当我们已经刻意地在乎坚持的时间而忽视了要养成习惯的内容是什么的时候，真的能养成一个习惯吗？

　　我更希望大家从"为什么很多时候我们坚持不下来"这个角度出发，去发现我们养成习惯的核心。我认为：只有当放弃比坚持更难时，才会养成习惯。也许有人会反问，放弃怎么会比坚持更难呢？的确，在生活中很多时候，选择放弃是为了让自己从苦难中解脱，这时的放弃就比坚持下去要容易得多。但在习惯养成方面，如果我们真的养成了一个习惯，那么坚持对于我们来说会是顺理成章，而放弃则需要很多的理由。例如，一个人在生活中坚持穿了二十余年的白袜子，你要他放弃，他可能宁愿不穿袜子。毕竟对于任何一个人来讲，一件事能坚持二十余年，一想到放弃的时候都会觉得可惜，不到万不得已的时候，就不会轻易放弃，这时候就是"放弃比坚持更难"，对我们来说，这才是习惯。

　　所以，当我们想要养成某个习惯时，不要再去考虑坚持多久才能养成习惯，而是要忘掉其他，坚持去做，当时间累积到一定程度，当我们有要打破这个行为的情况就会出现"我坚持了这么久，怎么能轻易放弃"的念头时，这个习惯就已经自然而然地养成了。

6.6 关于"钱"的建议与思考

案例 1: 赚钱的目的。

小 R、小 S、小 T 三个人在一起讨论为什么要赚钱，小 R 说自己想过上更好的生活；小 S 说自己有一些想做的事，需要努力赚钱来完成；小 T 则很简单，他既对生活没有什么要求，也没有特别想做的事，但就是觉得未来可能有需要，现在还是要努力赚钱存起来。

小 R、小 S 和小 T 三个人对于赚钱的不同目的，恰好可以反映出大多数人的心声。"钱"作为货币，具有"硬通货"的属性，导致几乎所有的欲望和需求都可以通过"钱"来搞定，这也就使追求物质满足的人、追求精神满足的人统一了起来，都需要通过赚钱来换取资源，满足自身发展的需求。

可以说，我们的生活与"钱"息息相关、密不可分，无论是个人自身的生存和发展，还是社会的发展与进步，在这个时代都需要"钱"作为基础才能被满足，这也是不争的事实，但如果过分强调"钱"而忽视自己赚"钱"的目的，我们就会成为"钱"的奴隶而失去生活的自由。

所以，我们至少应该清楚地认识到赚钱的前提应该是满足我们生存和发展的需求，而不是为了"钱"去赚钱，试想一下，如果为了赚钱而赚钱、为了有钱而赚钱，而不清楚"钱"该用在哪儿、如何用，那么赚钱又有何用？我们更不应该认为有了"钱"就可以为所欲为，"钱"可以换来很多东西，但换不来那些珍贵的东西。

我们要回归到"钱"为生活服务的状态，让"钱"成为实现自己生存和发展的需求所要获取必要资源的"工具"，而不是自己努力拼命的目的。

案例 2：君子爱财，取之有道。

小 U 是一个踏踏实实上班的人，一辈子没做过投机取巧的事，日子过得简简单单，但很踏实、满足。

小 V 则是一个只想赚"快钱"的人，投机取巧的事无所不做，虽然住着豪宅、开着好车，但最近却因为诈骗和非法集资进了监狱。

这个例子可能恰好反映了社会大众心中的印象：那些踏踏实实工作和过日子的人，可能不如那些投机取巧的人有钱，不如他们生活奢侈，但却比他们每天都睡得踏实、活得踏实，也不会成天担心自己哪一天会锒铛入狱。

对于大多数人来讲，我们赚钱的主要方式是工作报酬、投资收益等正当收入，但仍有少部分人是通过投机取巧或坑蒙拐骗等不正当的方式赚钱，但这种取之无道的方式终究会带来道德或法律的风险。

虽然在如今的社会压力下，每个人都为了获得足够的安全保障想让"钱"落袋为安，但我们可以设想一下，如果采用坑蒙拐骗的方式从他人那里"骗"到一些钱，其他人看到这样的方式"来钱快"，也会放弃正当的工作而选择同样的方式去"骗人"，如果社会的环境因为这些为了一己私利的人变成了都想"赚快钱"的环境，那么必然总有人在生活中的其他方面也在"算计"着我们的钱，这时候是我们"骗"来的钱多呢，还是被其他人"算计"走的钱多呢？相信大家心中都会有一个明确的答案。

所以，"君子爱财，取之有道"，我们一定要通过自己的努力，以正当的方式踏踏实实地赚钱，不要看到那些"骗子"一时的风光，他们早晚会受到良心和法律的惩罚。如果身边的亲戚或朋友在用那些不正当的方式赚钱，虽然我们不能干涉他们的生活，但仍然应该给予善意的提醒，共同维护整体的社会环境，毕竟在一个没有"骗子"的社会中，每个人都能安心。

案例 3：树立正确的消费观念。

小 W 和小 X 不同的消费观念恰好代表了社会上两种主流的消费观念。

小 W 是一个"月光族"，讲究的是"活在当下"，明天的事情明天再说，所以她要用最好的来让自己活得精致。

小 Y 则是一个顾及未来的人，她从自身到固定资产都做了很多投资，平日注重理财积累，但自己的日子过得简简单单。

两种不同的消费观念其实并没有好坏之分，只是经济学中的"当期消费"和"远期消费"所带来的满足时效的不同而已。但从我们的传统观念来看，以及保持自我满足感长期可持续的角度来看，我们还是要在消费观念中讲究一个"度"。

我个人认为正确的消费观念中，至少应该包括两个基本内容。

一是消费需理性，不宜过度超前消费。俗话说"由俭入奢易，由奢入俭难"，我们一旦进入消费水平高于收入的状态，再想要降低生活水平就会很痛苦，而不降低又会造成很大压力，这是一个纠结的选择，反倒不如在开始消费时就理性地思考是否有必要。大家知道，支出可以超前，但前提应该是花在固定资产或提升自己、对自己未来有益的方面，这算作投资，但如果花在满足物质欲望、满足自己的虚荣心上，这就是浪费，很多人超前消费就是在流行的新款手机、新款包面前失去了理性，如果在消费前能够理性地从自己的角度看待这些东西是不是生活的必要支出，之后再做出决定，很有可能会更加理性。

二是适当保留风险储备金，合理理财。如果我们的收入扣除掉必要的生活支出后还能够有富余，那么对于这笔钱也要合理安排，有的人觉得将钱存在银行利息太少，还不如趁早花掉，于是就买了一些自己喜欢却成为摆设的东西，而到了自己或家庭出现一些突发情况时，手头还是拿不出来钱。其实，每个人都应该适当地保留一些风险储备金以备不时之需，如果觉得放在银行收益太少，那么可以合理地购买长、中、短期错配的理财产品，在风险出现时"救急"的前提下确保资金保值。很多人缺少理财的观念，认为自己的钱少，理财也没有多大的收益，但俗话说"你不理财，财不理你"，理财是一种观念，更是一种对"钱"的态度，只有重视才能更好地使用。在这里要友情提示大家，远离那些打着"高息保本"的非法理财，也要注意所谓"保险理财"的特殊性，避免自己的财产造成不必要的损失。

6.7 关于网络虚拟世界的建议与思考

案例：理解网络虚拟世界与现实世界的相同点和不同点。

小 Y 和小 Z 原本是两个互不相识的人，但因为互联网，两个人产生了交集。小 Y 在网络上成为主播，小 Z 成为她的粉丝，为其花了很多钱。

长时间以来两个人在网络上就是"公主"和"王子"般的相处方式，却因为一次线下的见面彻底粉碎。原来，小 Y 本身并不是网络上的样子，她用技术"美化"了自己，小 Z 也并不是"富二代"，他花光了家里的积蓄，日子过得很艰苦。两人见面后都彻底撕破了网络虚拟世界上的"伪装"，这也惹怒了彼此，他们顾不上自己在网络上的形象，在直播中就互相谩骂了起来。

这个案例很真实地诠释了网络虚拟世界与现实世界之间的关系。不同的人对两者的关系确实有不同的看法。

对于网络虚拟世界，有的人认为是对个体现实世界的延续。这种延续不仅体现在新技术所带来的便利服务上，还体现在现实世界的规则和约束上，即互联网中的"我"还应该是现实中的"我"，无论是自己的人格品质表现，还是对于规则和约束的态度。

而有的人认为网络虚拟世界是自己的新生，是另一个"我"的出现。的确，互联网确实让很多现实世界中默默无闻的人在虚拟世界中成为闪耀的明星，这样的"新生"无论对其个人还是社会来讲都具有积极意义，但也有一些人的"新生"变成了对现实世界不满的"负面的自己"的宣泄，现实中不敢说的话、不敢做的事在网上展现无余，这样的"新生"着实不怎么样。

其实，无论大家对于网络虚拟世界是什么样的看法，我们都应该正确地看待和理解虚拟世界与现实世界的相同点与不同点。

从技术便利的角度，不同之处在于技术只是打破了时空的界限，相同之处在于并没有改变人与人、人与环境之间的互动本质，就像以前要与家人见面，至少要花费几个小时赶回家才能实现，而现在各种即时通信工具、视频电话可以让你马上做到，但你与家人见面的感受依旧"如初"，要说的话还是"照旧"。

从个人的角度来看，不同之处在于在网络虚拟世界给予了自己更多探索世界的机会和空间，相同之处在于"你还是你"，自己的人格品质、兴趣爱好并没有发生改变，就像以前的学习要通过学校和书本，而现在网络上搜索引擎、在线教育可以让你随时随地找到自己想要学习的知识，但如果自己不爱学习，再方便的技术也没有任何意义。

所以，清楚地看到网络虚拟世界与现实世界之间的联系和区别，找到自己在两个"世界"中准确的定位，将有助于我们更好地保持人格的统一。

附录

找到适合自己的自我成长方式

认识"真实的我"，明确"期待的我"

（一）评估自己生活的整体状态

对于生活状态的评估更多来自自己的主观感受，主要可以从对于生活是否满意、是否有清晰的成长目标、是否在行动三个方面来判断自己生活的整体状态。由于每个方面存在着"是""否"两种选择，综合三个方面后可以形成八种不同的选项，对应了生活中不同人的整体状态。表1中分别描述了不同状态下的表现。

表 1

类型	状态	描述	表现
1	对生活满意 有清晰的成长目标 在行动	走在正确成长路上的人	生活踏实、稳定，对未来积极、有追求，清楚自己当下要做什么、如何做
2	对生活满意 有清晰的成长目标 没有行动	懒或害怕失去的人	生活踏实、稳定，希望自己未来更好，但目前处于拖延状态，或者害怕破坏当下的稳定

（续）

类型	状态	描述	表现
3	对生活满意 没有清晰的成长目标 在行动	不希望无所事事的人	生活踏实、稳定，不清楚自己是否想要或可以让生活更好，但不希望自己生活平淡
4	对生活满意 没有清晰的成长目标 没有行动	生活安逸、不上进的人	生活踏实、稳定，对未来没有追求，觉得现在的生活挺好
5	对生活不满意 有清晰的成长目标 在行动	渴望改变和突破的人	希望生活过得更好，清楚自己想做什么、可以做什么，并在努力去做
6	对生活不满意 有清晰的成长目标 没有行动	爱幻想或空想的人	对生活有更高的要求，清楚自己要怎么做，但一直幻想做完后的结果却没有行动
7	对生活不满意 没有清晰的成长目标 在行动	迷茫探索的人	希望生活过得更好，但不知道如何做到，努力做好眼前的事，探索新的方向和寻找新的机会
8	对生活不满意 没有清晰的成长目标 没有行动	自暴自弃、爱抱怨的人	对生活有更高的要求，又不知道自己要如何做，也没有在当下生活中做出探索

可以说，这八类状态几乎涵盖了所有人，我们可以根据自己是否对生活满意、是否有清晰的成长目标、是否在行动三个方面的主观判断，从整体的角度评估自己的生活状态。通过对自己整体生活状态的评估，有助于我们认识和调整生活中的自己，让我们可以更好地发现自己的不足和那些可以改善的部分，并清楚要如何向着自己期待的生活状态努力。

（二）与自己的内心对话

尝试着在夜深人静的时候，与自己的内心对话，就自己在生活中的追求和表现，聆听自己内心真实的声音。可以向自己提出以下的问题。

1. 对自己最满意的五个方面是什么？为什么？

2. 对自己最不满意的五个方面是什么？为什么？

3. 自己认为的"真实自我"是什么样的？能否在生活中找到自己不一致的表现？

4. 产生一致或不一致表现时，自己考虑的是什么？

5. 如果未来再面临同样的选择，自己是否会坚持曾经的选择？为什么？

（三）倾听不同的声音

身边人的看法和意见是从不同的角度对于"自我"的反馈，可以请他人自主填写或向他人访谈的形式回答下列问题，让自己可以更全面地认识自我。

1. 你觉得我是一个对待自己和他人持"双重标准"的人吗？是否有具体的例子？

2.对于_____（双方都知道的具体的一件事），我当时的想法是_____，所以才那么做的。对于我的表现，你当时是怎么想的？

3.在你眼中，我是一个什么样的人？为什么给你这样的感受？

4.你认为我身上吸引你的特质有哪些？又希望我在哪些方面改变？

5.我觉得自己有_____特质，你认可吗？为什么？

（四）明确"期待的我"

基于当下对自我状态的认识，我们可以从主观上对未来的自己要达到的状态有一定的期待，可以通过表2中的四个方面具体明确"期待的我"。

表中，"方面"是生活中具体的部分，如工作中、生活中等；"期待状态"是希望自己未来达到的状态，如表现得成熟、敢于担当等；"特征描述"是对期待状态下具体表现的描述，如承受压力时不崩溃、面对困难时不退缩等；"当下状态"是对当下自己状态的准确认识，作为自我成长的"起点"做定位和对比。

表2

方面	期待状态	特征描述	当下状态

构建自我成长体系

（一）明确自我

1.留意生活，把握住内心感动的瞬间

我们要细心留意生活，无论是看到的、听到的，还是自己亲身经历的，把握住内心感动的瞬间。我们要如实地将触动自己的"点"描述出来，并将自己换位到对应的情形中，尽可能详细地描述出自己的态度和行为倾向，以此来不断探索和强化要明确自我的"样子"。

明确自我的三个方面中，成为什么样的人关注的是"人"身上的品质和特征，梦想和目标关注的是状态和具体的事，原则关注的是在具体的时空环境下应对事情的表现，由此可以分为三个不同的类型，我们在把握内心感动时要注意区分。

结合以上的说明，我们可以运用表3来记录那些符合自己内心意愿和期待的内容。

表3

情形描述	感动的"点"	个人倾向	类型

下面就以看到新闻报道"抢救落水儿童"为例，具体来看表4。

例：新闻报道众人听到儿童落水，合力抢救。

表 4

情形描述	感动的"点"	个人倾向	类型
儿童落水且不会游泳，情况危急，有人义无反顾地跳入水中营救	不顾自身危险，义无反顾地跳下水	如果遇到类似危机情况，自己也要勇敢、义无反顾地救人	成为见义勇为的人（品质、特征）

同一个感动中，我们也可能在不同类型方面有收获，如上面例子在"原则"方面，可能会有表 5 中的收获。

表 5

情形描述	感动的"点"	个人倾向	类型
儿童落水且不会游泳，情况危急，有人义无反顾地跳入水中营救	不顾自身危险，义无反顾地跳下水	自己不会游泳，不能贸然下水，要第一时间报警、联系急救人员	特定情形的原则（时空环境）

2. 向榜样学习

榜样往往是通过其事迹给我们带来激励的力量，所以我们在向榜样学习时也是从他们的事迹开始。同时，我们也清楚要学习的并不是他们在为人处事中表现出的言谈举止那么简单，而是要透过这些表象挖掘其背后真正吸引自己的品质、特征。

我们可以通过让自己不断重复回答以下问题，来帮助自己准确把握想要学习的内容，练习在生活中运用这些内容。

（1）榜样的事迹中体现出了什么样的精神和品质？哪些真正吸引到自己？

（2）具体是从他们的哪些行为举止中感受到了吸引自己的精神和品质？

（3）榜样在生活中的其他方面是如何体现出这种精神和品质的？

（4）自己为什么认为榜样的那些表现可以体现出其精神和品质？

（5）基于以上逻辑，结合自己实际的生活状态，要如何让自己表现出类似的精神和品质？

（6）尝试行动后，自己的感受及从周围人的反馈中，是否有自己期待的满足感？自己是否还有调整的空间？

3. 在动态的丰富和调整中逐渐明确自我

通过关注自己内心感动的瞬间，以及不断向榜样学习，我们会慢慢从"成为什么样的人""梦想和目标""做事的原则"三个方面逐渐找到越来越多清晰的、符合自己期待的内容。对这些内容随着自己的生活和成长进行细致的梳理、动态的调整，我们"期待的我"的样子就会逐渐清晰起来，这将给我们的生活带来更加清晰的方向和指导。

我们可以将自己在"成为什么样的人""梦想和目标"方面已经明确的内容填入表 6 中，并随时根据自己的实际情况进行丰富和调整，而对于"做事的原则"，则需要在做事时考虑具体的时空环境来决定。

表 6

成为什么样的人			梦想和目标				
			梦想		目标		
序号	描述	品质、特征	描述	是否完成	时限	内容	是否完成
					长期		
					中期		
					短期		

（二）适应社会

1. 评估自己的核心能力素质

根据自己的实际情况，对自己的核心能力素质系统现状进行评估打分，可以让自己准确地了解当下核心能力素质系统存在的优劣势，有助于自己准确地提高自己的核心能力素质。

仔细阅读表 7 中的每一句话，做出准确判断，在与自己的情况相符的数字上打钩（1 表示完全不符，5 表示完全符合），并计算出每项核心能力素质的总分，找出当下最影响自己发展的"短板"尽快弥补。

表7

核心能力素质系统的评分	
自我独立意识	
自我认知	
1. 我具有随时主动感受自我状态的意识	1　2　3　4　5
2. 我能够准确地感知自己的身体和精神状态	1　2　3　4　5
3. 我能够准确地感知自己的情绪、态度等心理状态	1　2　3　4　5
4. 我清楚自己想要达到什么样的状态、要怎么做	1　2　3　4　5
5. 我能够清楚地知道自己的能力水平，以及自身存在的不足	1　2　3　4　5
总分	
自信	
1. 我能够以积极的态度对待生活、对待事情	1　2　3　4　5
2. 我在做事前会首先考虑之前积累的经验，而不是觉得自己可能不行	1　2　3　4　5
3. 我在做事中经常会感觉到自己在进步，对做好事情的决心更坚定	1　2　3　4　5
4. 我觉得自己从每段经历中都有收获，让自己能够更好地应对生活	1　2　3　4　5
5. 我感觉以前一些有压力的事现在变得轻松了，能够接受更难的挑战	1　2　3　4　5
总分	
勇气	
1. 我不会因为做事之前有太多顾虑就一直拖延不做事	1　2　3　4　5
2. 我能够在面临困难或挑战时有效克服内心的恐惧不退缩	1　2　3　4　5
3. 无论做事的结果好与坏，我都能够承担起应负的责任不逃避	1　2　3　4　5
4. 我愿意尝试一些对自己有挑战的事情，不害怕失败	1　2　3　4　5
5. 面对突发情况时，我能够迅速思考处置而不是大脑一片空白	1　2　3　4　5
总分	

（续）

坚持					
1. 在做应该做或必须做的事时，我能够控制住自己的情绪并保持耐心	1	2	3	4	5
2. 在事情重复频率高或耗费太长时间时，我依然能够保持专注	1	2	3	4	5
3. 我能够在自己喜欢、感兴趣的事情上持续投入时间和精力	1	2	3	4	5
4. 做事情时，我不会轻易被其他事情打断或吸引	1	2	3	4	5
5. 我清楚自己坚持下去的原因，也懂得自己要在什么情况下放弃	1	2	3	4	5
总分					

团队协作意识					
认知					
1. 我具有随时主动感知外界环境状态的意识	1	2	3	4	5
2. 当外界环境发生变化时，我能够客观、准确地把握住信息	1	2	3	4	5
3. 我能够对外界环境可能的变化和发展做出合理的推测	1	2	3	4	5
4. 我会保持开放的态度，愿意增加与外界环境接触的机会，以增进了解	1	2	3	4	5
5. 我尊重外界环境发生的变化，不会因为不合自己心意而影响情绪	1	2	3	4	5
总分					

适应					
1. 我并不排斥熟悉的环境发生变化，对我的生活没有太大影响	1	2	3	4	5
2. 我能够很快消除对外界环境的不适感，这种不适感不会长时间影响自己	1	2	3	4	5
3. 在适应环境时，我能够主动调整自己的状态，没有被迫接受的情况	1	2	3	4	5
4. 在新环境中，我能够迅速发现自己不适应的来源，并找到本质原因	1	2	3	4	5
5. 我总是可以找到能够克服不适应感，同时对自己也积极的方法	1	2	3	4	5
总分					

（续）

沟通	
1. 我愿意与他人沟通，不排斥与他人分享观点	1 2 3 4 5
2. 我能够准确地表达自己的想法，不被自己的情绪左右	1 2 3 4 5
3. 我能够倾听别人说话，可以做到即使有不同意见也不会打断别人去反驳	1 2 3 4 5
4. 我不会主观地认为别人怎么想、怎么做，需要他们自己反馈	1 2 3 4 5
5. 我能够尊重别人的观点与自己不同，愿意真诚地表达自己的想法	1 2 3 4 5
总分	
学习	
1. 我能够做到学以致用，将知识和技能用到生活中	1 2 3 4 5
2. 我认为"生活处处都能学习"，自己每天都可以学到新东西	1 2 3 4 5
3. 我懂得不同的学习内容需要不同的学习形式，能够灵活切换	1 2 3 4 5
4. 我理解学习是为未来做准备和积累，学习的同时不奢求立竿见影	1 2 3 4 5
5. 我认可终身学习的观念，让学习成为一种习惯	1 2 3 4 5
总分	

2. 锻炼自己的逻辑思维

我们要形成自己观察和处理问题的方式，以严谨的逻辑思维为基础。只有遵循逻辑推理，才能让各个环节之间的逻辑链条顺畅且可实现，才有助于我们学习和形成自己的逻辑模型体系，在此基础上形成的观察和处理问题的方式才能更有效地应对生活。

我们运用逻辑思维，一方面需要掌握逻辑的基础，即要掌握常识；另一方面就是要掌握逻辑推理的能力。由此可见，要锻炼自己的逻辑思维，一方面要尽可能多地学习和积累常识，另一方面就是要灵活地选择和组合常识形成对应的逻辑模型，以适应不同情形的需求。

常识可以通过学习不断积累，而逻辑推理能力可以通过逻辑的因果关系加以练习。

逻辑的因果关系强调"有因才有果，有果必有因"，即我们遇到的情形，向后可以找到产生这种情形的本质原因，向前可以预判其可能产生的影响，其逻辑本质是本质原因（因）造成了可能的影响（果），中间我们看到的情形不过是表象。

所以，我们就可以通过表 8 来练习逻辑推理能力，进而锻炼自己的逻辑思维。

表 8

……	产生原因	情形	造成影响	……

一个情形造成的影响可能就是另一个情形的原因，而这个情形产生的原因可能也受到其他情形的影响。正是在这样的因果关系中，完整的逻辑链条形成了，我们可以通过这样的分析方式，不断提升自己的逻辑推理能力。

（三）塑造价值观

1. 确定自己的"内心平静范围"

我们的"内心平静范围"中，应该仅仅包含那些在自己能力范围内、自认为的核心价值。所以，我们在生活中确定自己"内心平静范围"时，需要严格遵循这两方面的约束。

　　首先我们要评估人和事的价值，并尽可能地细化，毕竟无论是多么重要的人，还是多么重要的事，谁也做不到，也不会想全方位地维持和保护。所以，我们要结合具体的人和事，尽可能多地思考不同情形下自己内心真实的反应，确定到具体的细节，进而明确核心价值的范围。我们可以参考下列问题的形式对自认为的核心价值进行探索：

　　"如果在A情况下我会怎么做，那么在B情况、C情况下呢？"

　　"小a对我来讲非常重要，她在A、B、C方面的需求我会尽力满足，但在D、E、F方面我并不想满足。"

　　"b这个东西对我非常有价值，但在A、B、C等几种情况下，我可以舍弃它。"

　　"小c属于我的核心价值，但如果发生了A、B、C等情形，我不在乎把它当作我的核心价值。"

　　之后我们要在准确认知自己能力范围的前提下，对自认为的核心价值做出动态调整。一方面不能高估或低估自己的能力范围，要给"内心平静范围"一个准确的边界；另一方面要随着能力范围的扩大和缩小，动态调整"内心平静范围"可"圈住"的核心价值。我们可以在探索自认为核心价值的问题上，进行二次提问，从而确定细化后能进入"内心平静范围"的内容。

　　"A情况下想做的做不到，B情况下可以做到，那么B情况可以进入。"

"小 a 在 A 方面我可以满足到这种程度，在 B 方面可以完全满足，在 C 方面根本满足不了，那么 A 方面部分进入，B 方面完全进入，C 方面不能进入。"

"A 情况下有很大可能保住 b，B、C 情况下必须舍弃，那么 A 情况可以进入。"

通过以上形式，我们可以确定自己"内心平静范围"包含的内容，并可以随着生活的变化、自己的成长逐渐调整自己的"内心平静范围"。

2. 探索和达成价值平衡

达成价值平衡必然存在着妥协，区别就在于达成价值平衡时各方得到与损失的多少。

要想达成价值平衡，首先需要清楚彼此之间在价值方面的关系。如果是"零和博弈"占主体，我们达成价值平衡的目标就是"在对方可接受的情况下，自己在底线收益之上的价值最大化"；如果是"合作共赢"占主体，那么价值平衡的目标就是"在不超过对方收益最大化之前，自己价值的最大化"。

通过分析彼此之间的价值关系，确定价值目标之后，我们要做的就是妥协。可以通过下列问题感受从妥协到达成价值平衡的过程。

（1）对方的真实需求是什么？是不是必须被满足？若是，转向问题（2），若不是，转向问题（7）。

（2）自己能否满足对方的需求？若能，转向问题（3），若不能，转向问题（4）。

（3）能够满足对方需求，自己要如何做才能利益最大化，在最大化时达成价值平衡？

（4）是否有其他可接受的补偿价值？若有，转向问题（5），若没有，转向问题（6）。

（5）在补偿价值上满足对方后，自己要如何做才能利益最大化，在最大化时达成价值平衡？

（6）没有对方满意的补偿价值，自己不能放弃底线利益，接受无法价值平衡的结果，尽可能地止损。

（7）压缩满足对方需求成本，追求自己价值最大化，看对方是否接受。若是，在最大化时达成价值平衡；若否，在底线收益之上逐渐降低自己的收益，直至达成价值平衡。

3. 开始为他人考虑

为了实现"去自我中心化"，我们要从为他人考虑开始。

我们为他人考虑，并不是去主观地干涉他人的生活，而是要从自身的角度，考虑自己有意无意之间的行为是否给他人带来了不利的影响，并由此决定自己的行为或采取对应的补救措施。

我们可以按照下列问题的逻辑，在考虑对他人可能产生影响的同时，以"去自我中心化"的方式选择合适的方案。

（1）我的行为可能会涉及哪些人？

（2）会给他们分别带来什么影响？

（3）他们受到影响后会产生什么后果？这些后果又会影响我什么？

（4）我是否有必要重新考虑自己的行动方案？

将自我成长体系融入成长的过程

（一）对照自我成长体系进行思考与行动

自我成长体系可以指导我们做事过程中的思考与行动。

在思考环节，我们将事情本身与自我成长体系结合在一起，做出最终的行动决策。我们可以采取如下步骤：

1. 对照表 6 和确定的"内心平静范围"等内容，与自己想要的结果综合在一起，确定自己的价值目标。

2. 遵循确定的价值目标，尽可能地思考可以实现目标的方案，并分别填入表 9。

表 9

价值目标		原则	
序号	备选方案	是否符合	其他说明

3.运用排除法对备选方案进行逐一排除，一旦有一项不符合就确定排除。这里要说明"原则"为什么要作为最后的依据进行排除，因为在特定的时空环境下，我们会选择特定的原则，只有在行动前才能确定最稳定的时空环境，这时确定原则并做出行动方案决策才能更有作用。

4.经过排除后，最理想的情形是只有一个备选方案，我们可以直接行动；但如果备选方案还有很多，或者备选方案都被排除掉了，我们就需要进一步思考。对于备选方案，我们可以为他人考虑，选择综合利益最大的方案行动；对于备选方案都被排除的情形，我们可以尝试在现有方案的基础上做出适当调整和让步，使之适合我们的行动，这时候就可以选择调整最小或效果相对最好的方案开始行动。

在行动环节，我们将严格遵循思考环节确定的行动方案行动，但要在行动的过程中遵循如下步骤：

1.将行动方案分步骤、按顺序填入表8中，明确每个步骤这么做的原因，以及对于可能结果的预测。

2.如果行动的结果符合预测，则遵照方案继续执行；如果行动结果出乎意料，则要看结果是否符合预期。如果是预期可接受的结果，可以继续行动，如果是预期之外的结果，则需要停止行动，回到思考环节从当前步骤开始重新进行思考。

3. 行动中如果出现突发情况，要运用逻辑推理能力，将突发情况填入表8中，分析其产生的原因和可能带来的影响，并判断这会对我们追求预期的价值目标产生何种影响，进一步决定自己该如何行动。

通过将自我成长体系作为对照表，运用到思考和行动环节中，我们可以在做事时严格遵循自己的价值主线，更加清楚自己行为背后的逻辑和影响，将事情做得更明白。

（二）在收获和巩固环节完善和丰富自我成长体系

收获和巩固环节分别从"做事"和逻辑模型两个方面完善和丰富了我们的自我成长体系。

在收获环节，主要是积累"做事"的经验和教训，我们可以按照如下步骤"复盘"总结。

1. 参考表8，总结出影响事情进展的关键事件组成的"逻辑线"，弄清楚表象背后究竟是什么，以及其如何导致了最终的结果。

2. 重点关注那些自己没有预测准确的情形，仔细回想自己是如何思考的、当时又是如何发生的，找到自己思考出现偏差的原因。

3. 回忆那些给自己留下明显印象的人和事，总结获得的知识、技能、经验及吸取的教训。

4. 综合以上的收获，按照自我成长体系三个方面的内容逐一比较，进行完善和丰富。

在巩固环节，主要是优化和重塑逻辑模型，与收获环节"复盘"总结的过程基本一致，但要注意如下几个方面：

1. 要将本次事情进展的"逻辑线"与之前相同或类似经历中的"逻辑线"进行比较，观察其中的相同和不同之处，重点关注变化的情况，及时总结特定情形下发生特定变化的规律。

2. 不要主观地认为和推断特定情形的发生原因和影响，要通过客观的事实来证明逻辑的准确性。

3. 对于形成的逻辑模型一定要注意适用的时空环境。

4. 注意区分不同的逻辑模型，不要轻易合并，也不要不合并，自己要有把握相似之处和区别的能力。

灵活运用有效的自我成长方式满足真实的需求

（一）明确真实的需求

真实的需求主要包括两个部分，一部分是在主观理性状态下想要的和值得追求的事物，另一部分则是客观上处在不同成长阶段时必需的事物。我们要想准确把握自己真实的需求，就需要综合考虑自身综合素质和所处的成长阶段，找到那些对自己真正有价值的事物，并分别对应不同的重要程度。我们可以用表 10 来记录自己真实的需求。

表 10

主观需求				客观需求			
阶段	序号	需求描述	重要程度	阶段	序号	需求描述	重要程度
当前阶段				当前阶段			
下一阶段				下一阶段			

（二）根据真实的需求灵活运用有效的自我成长方式

满足需求要通过做事来实现，满足需求的过程既是应用成长成果的过程，也是继续自我的过程。我们知道，有效的自我成长方式是一套通用的自我成长指南，在其框架下通过自我成长可以满足各种需求，但并不是所有的需求都需要运用到所有的内容，能够做到根据真实需求灵活运用有效的自我成长方式就显得尤为重要。

我们可以通过思考如下问题，从满足需求的角度出发，理解如何找到要运用的内容，以逐步形成真正适合自己的自我成长方式。

1. 需求的核心诉求和满足的判断标准是什么？

2. 什么是产生这种需求的核心问题？

3. 对自身的综合素质有何要求？自己在哪些方面有优势和劣势？

4. 想怎么做？为什么这么做？有什么影响？

5. 是否有自己已经习惯的环境和方式？与这次有何异同？

后记

高效自我成长可以"意味着"更多

2020 年的春节假期注定难忘。为了防范和控制新型冠状病毒肺炎的传播，全国人民在难得延长的假期中不得不宅在家里，在与家人团聚感受祥和的同时，也在不断关注疫情的防控和发展，难免会有些许担心。

在疫情期间，我愈发强烈地坚信了自己逐渐形成的一个判断：个人通过成长来提高自身综合素质，对社会的发展和进步具有十分重要的意义。

之所以会形成这样的判断，就是发现在关键岗位上的人自身综合素质的高低会影响事情整体的效率。虽然在日常平稳的状态下这种影响并不明显，但一旦出现紧急状况时，将直接决定事情的规模和影响。就像我们都不希望以后再出现被认为耽误的情形，也不希望自己成为影响效率的那一个。如果我们每个人都能以历史警醒自己，重视通过自我成长提高自身综合素质，那么我想我们就不会再抱怨事情毁在了一个"庸人"手里，毕竟大家综合素质都在提高，再差也不会差到哪里去。

这个判断使我更加坚信了研究自我成长的意义，也更加坚定了自己的使命。

于是，我突然想起来之前与爱人聊起来高效自我成长模式时她给我带来的启发。高效自我成长模式包含四个部分：主观上成长的渴望、客观上适合的环境、真实的需求及有效的自我成长方式，最核心的内容就是以有效的方式实现真实的需求。外语专业出身的爱人敏锐地提出："方式（Mode）、环境（Environment）、渴望（Aspiration）、需求（Need）的首字母恰好可以组成英文单词'MEAN'，这套模式'意味着'很多啊。"当时并没有考虑太多，现在想想的确如此，高效自我成长带来的可能不仅仅是自身综合素质的提高，如果从更高的维度、更广阔的视野来看，的确可以"意味着"更多。

高效自我成长带来的改变和影响不仅仅体现在个体层面上，也会在群体和社会的层面上带来间接的改变和影响，而在这些层面上的积极意义，则很有可能巨大到无法估量。例如在家庭中，一个人能够更高效地自我成长，那么他终于出人头地时改变的不仅仅是家庭的命运，甚至有可能改变家族的命运。再如在公司中，一名员工可以更高效地自我成长，那么他更快地发明了某项专利时，不仅可以改变公司的盈利状况，甚至给每个人都带来更好的报酬；在社会中，一个人做到了高效自我成长，因此找到了某些社会问题的解决之道，那么他的倡议就可能真正带来社会的发展和进步。一个人做到高效自我成长就可以有机会带来如此改变，那么如果全社会都能做到高效自我成长，我们是不是就大大增加了追求美好生活、实现社会发展的机会呢？我想，每个人都会认可这样的想法。

而从个人的角度来看，我们要想实现更多，最重要的就是在掌握理论的基础之上，能够根据自己的实际情况活学活用。其实，人和人之间在智力、时间、经历等方面的差别并不明显，真正造成彼此生活状态天壤之别的是自己是否知道和能否运用好自身资源。拥有很多桶水没有意义，懂得取哪一瓢饮才能实现价值，我真心地希望大家不仅仅是学习和掌握高效自我成长模式，更应该在生活中懂得运用什么及如何运用，只有这样，高效自我成长模式对你来讲不仅可以"意味着"更多，也能让你真正实现更多。

在这里我还想特别说明一下自己在写作中内心一直坚持的原则：无招胜有招，即将重点放在逻辑上找到更多共性的东西，而在具体情形中的具体方法这种个性的东西，则要由读者自己思考。一方面，我知道大家更希望看到的是具体问题的具体处理方法，但当环境和需求各不相同时，如何能够做到既不误导，又能按照每个人的心意来有效解决问题，我想除了当事人以外，其他人是做不到的。另一方面，我发现大多数人缺少的是系统性思维，即只看到问题表面，而很少看到问题深层次的关联和影响，因而很难做到正确且完整的判断和思考。在此情况下，与其随便地写一些片面的建议，不如从"如何寻找方法"的角度找到一些真正有效的、存在共性的内容更有价值，只有这样，大家才能根据自己的实际情况做出更合适的选择。

刘森

2020 年 2 月 10 日　于北京